Mehdi RABHIA
Hind ARZOUR
Rim KHELIFA

Infecções por CMV em doentes transplantados renais

Mehdi RABHIA
Hind ARZOUR
Rim KHELIFA

Infecções por CMV em doentes transplantados renais

ScienciaScripts

Imprint

Any brand names and product names mentioned in this book are subject to trademark, brand or patent protection and are trademarks or registered trademarks of their respective holders. The use of brand names, product names, common names, trade names, product descriptions etc. even without a particular marking in this work is in no way to be construed to mean that such names may be regarded as unrestricted in respect of trademark and brand protection legislation and could thus be used by anyone.

Cover image: www.ingimage.com

This book is a translation from the original published under ISBN 978-620-6-71113-1.

Publisher:
Sciencia Scripts
is a trademark of
Dodo Books Indian Ocean Ltd. and OmniScriptum S.R.L publishing group

120 High Road, East Finchley, London, N2 9ED, United Kingdom
Str. Armeneasca 28/1, office 1, Chisinau MD-2012, Republic of Moldova, Europe
Printed at: see last page
ISBN: 978-620-8-13951-3

ÍNDICE

Lista de abreviaturas

CMV	Citomegalovírus
CMVH	Citomegalovírus humano
ADN	Ácido desoxirribonucleico
ARN	Ácido ribonucleico
Kpb	quilo Pares básicos
EUA	Segmento curto único
UL	Segmento longo único
TRL	Terminal Repetição longa
IRS	Repetição interna curta
TRS	Terminal Repetir curto
IRL	Repetição interna longa
CIM	Proteína do capsídeo principal
CIM	Proteína do capsídeo menor
MCBP	Proteína de Ligação ao Capsídeo Menor
SCP	Proteína de capsídeo mais pequena
TLR	Recetor Toll-Like
AP	Proteína de montagem
PP	Fosfoproteína
g (B,L,O,H,M,N)	glicoproteína (B,L,O,H,M,N)
IE	Imediato Antecipado
RE	Retículo endoplasmático
IL	Interleucina
SI	Sistema imunitário
NK	Assassino natural
LT	Linfócito T
LB	Linfócito B
CTL	Linfócito T citotóxico
CPA	Célula Apresentadora de Antigénio
TCR	Recetor de células T

Epo	Eritropoietina
DFG	Taxa de filtração glomerular
IRA	Insuficiência renal aguda
IRC	Insuficiência renal crónica
IRT	Doença renal em fase terminal
EER	Purificação extra renal
RCM	Doença renal crónica
SRAA	Sistema Renina-Angiotensina-Aldosterona
HTA	Hipertensão
TNF alfa	Factores de necrose tumoral
CD3	Grupo de diferenciação 3
PCR	Reação em cadeia da polimerase
QCA	Líquido cefalorraquidiano
GCV	Ganciclovir
VGCV	Valganciclovir
NFS	Contagem de células sanguíneas
HLA	Antigénios de leucócitos humanos
SNSF	Contagem de células sanguíneas
SPSS	Pacote Estatístico para as Ciências Sociais
H	Homens
F	Mulher
THYMOG	Timoglobulina
CICLO	Ciclosporina
TACRO	Tacrolimus
MMF	Micofenolato de mofetil

Introdução

O transplante renal é atualmente considerado um dos melhores tratamentos para a insuficiência renal crónica do ponto de vista médico, tanto em termos de sobrevivência como de custos (**Halloran, 2004**).

Os desenvolvimentos e os enormes progressos no domínio da imunossupressão conduziram a uma melhoria espetacular da sobrevivência do enxerto, mas qualquer tratamento imunossupressor sujeita o recetor a um risco acrescido de infeção e neoplasia (**Mourad et al., 2005**).

A infeção pelo citomegalovírus humano (HCMV) é a infeção mais comum após o transplante de órgãos (**Cannon et al., 2010**), e a morbilidade associada a esta condição continua a colocar problemas apesar dos avanços terapêuticos (**Weclawiak et al., 2010**).

No transplante renal, esta infeção viral continua a ser um problema importante, tanto em termos da sua frequência como do seu impacto no resultado do doente e do enxerto.

Com isto em mente, o objetivo deste estudo é determinar a frequência da infeção por citomegalovírus em relação às caraterísticas epidemiológicas e investigar a relação entre o início da infeção por CMV e a sobre-expressão da imunossupressão e rejeição.

Para o efeito, a primeira parte do nosso trabalho consiste numa revisão da literatura relativa, por um lado, a informações gerais sobre o citomegalovírus e, por outro, ao citomegalovírus no transplante renal.

A segunda parte deste trabalho trata do estudo retrospetivo sobre a frequência de infecções por CMV em receptores de transplante renal no Departamento de Nefrologia do Centro Hospitalar Universitário Mustapha Bacha durante o período de 2015-2018. Os resultados foram obtidos após uma análise estatística dos dados recolhidos.

Revisão da literatura

1. Citomegalovírus

1.1. História

A primeira descrição da patogénese do citomegalovírus data do início do século XX. Foi em 1904 que Ribbert, Jesionek e Kiolemenoglou descreveram pela primeira vez a presença de células grandes com inclusões intranucleares nos rins, pulmões, fígado e glândulas parótidas de fetos e bebés nados-mortos (**Jesionek & Kiolemenoglou, 1904**).

Na década de 1920, **Cole e Kuttner** consideraram a origem viral desta doença, então conhecida como "doença de inclusão citomegálica", ao demonstrarem que estas lesões eram semelhantes às células das lesões cutâneas causadas pela varicela e ao estudarem a histologia das glândulas salivares de cobaias infectadas.

Na década de 1950, a doença começou a ser diagnosticada. Wyatt sugeriu a primeira técnica de diagnóstico, que consistia em procurar células caraterísticas da infeção por CMV na urina de recém-nascidos. Em 1956, **Smith** obteve a replicação do vírus responsável pela "doença de inclusão citomegálica" em células de fibroblastos humanos cultivadas in vitro. Em 1959, a retinite por CMV foi descrita pela primeira vez. Ocorreu em doentes com cancro tratados com quimioterapia e em receptores de transplantes de órgãos que receberam terapia imunossupressora.

Em 1960, Weller et al. chamaram a este vírus "citomegalovírus" devido à morfologia das células infectadas (**Weller, 1970**). O CMV foi isolado pela primeira vez de um doente com transplante renal em 1965 (**Klemola & Kaarianinen, 1965**).

Posteriormente, estudos serológicos demonstraram que a infeção por citomegalovírus está generalizada na população mundial e que existe uma ligação entre a diminuição das defesas imunitárias e a reativação do vírus (**Simon, 2014**).

1.2. Classificação

Os herpesvírus são vírus que estão amplamente distribuídos na biosfera e infectam um grande número de espécies animais diferentes. Todos eles pertencem à ordem Herpesvirales e às três famílias Herpesviridae, Alloherpesviridae e Malacoherpesviridae (**Davison et al., 2009; Agut, 2011**).

Na família Herpesviridae, foram contados 8 vírus que infectam os seres humanos, classificados em 3 subfamílias (alfa-, beta e gama *herpesvirinae*) de acordo com a estrutura dos seus genomas e as suas homologias de sequência.

De acordo com a classificação do Comité Internacional de Taxonomia de Vírus, actualizada em 2013, o citomegalovírus humano ou herpesvírus humano 5 (CMV) pertence ao género citomegalovírus e é um membro da família Herpesviridae, uma família caracterizada pela sua capacidade de infetar células de forma latente, com reactivações periódicas (**Tab.1.1**) (**Mocarski, 2001**).

Tabela.1.1 Classificação dos vírus do herpes humano (Crough & Khanna, 2009).

Herpesvirus	Abbreviation		Size (kb)
	Common	Formal	
Alphaherpesvirinae			
Simplexvirus			
Herpes simplex virus type 1	HSV-1	HHV-1	152
Herpes simplex virus type 2	HSV-2	HHV-2	155
Varicellovirus			
Varicella-zoster virus	VZV	HHV-3	125
Betaherpesvirinae			
Cytomegalovirus			
HCMV	HCMV	HHV-5	227–236
Roseolovirus			
Human herpesvirus type 6	HHV-6	HHV-6	159–162
Human herpesvirus type 7	HHV-7	HHV-7	144–153
Gammaherpesvirinae			
Lymphocryptovirus			
EBV	EBV	HHV-4	172–173
Rhadinovirus			
Human herpesvirus type 8	HHV-8	HHV-8	134–138

1.3. Estrutura do citomegalovírus

O CMV tem uma estrutura comum a todos os herpesvírus, mas é maior, com 200 a 300 nanómetros de diâmetro.

O virião é composto principalmente por uma dupla hélice de ADN de 235 Kbp protegida por um nucleocapsídeo icosaédrico, ele próprio rodeado pelo tegumento. O conjunto é coberto por um envelope de origem celular que contém numerosas glicoproteínas virais (**Fig.1.1**) (**Lammers et al., 1996; Wright et al., 1998; Brown et al., 1999**).

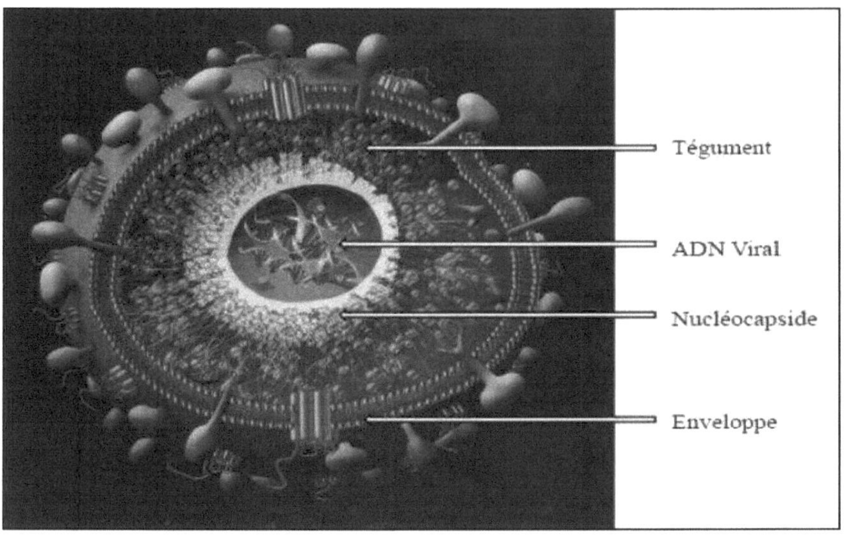

Figura 1.1 Estrutura do virião do HCMV (Streblow et al., 2006).

1.3.1 O genoma

O genoma viral é um ADN de cadeia dupla com cerca de 235 Kbp, o maior de todos os herpesvírus e um dos mais longos de todos os vírus humanos conhecidos **(Cha et al., 1996)**. É constituído por dois segmentos únicos: um segmento curto único (US) e um segmento longo único (UL).

A região UL representa 82% do genoma viral e contém os genes que desempenham um papel fundamental na replicação viral **(Sijmons et al., 2014)**.

Cada um destes segmentos é flanqueado nas suas extremidades por sequências terminais repetidas e invertidas, os TRLs para UL e os TRSs para US. Na intersecção destes dois segmentos encontram-se duas sequências internas, o IRL e o IRS **(Fig.1.2)**.

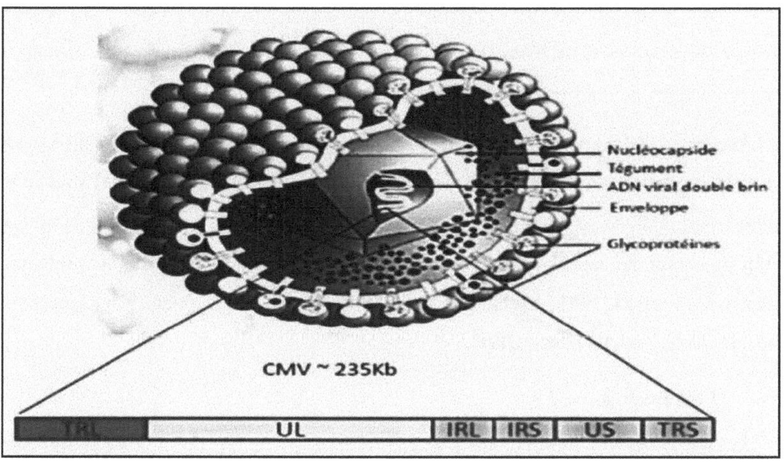

Figura.1.2 Os diferentes segmentos do genoma viral. TRL: Terminal Repeat Long; UL: Unique Long; IRL: Internal Repeat Long; IRS: Internal Repeat Short; US: Unique Short; TRS: Terminal Repeat Short **(Tomtishen, 2012; Crough & Khanna, 2009).**

1.3.2 O nucleocapsídeo

O capsídeo do CMV tem aproximadamente 100 nm de diâmetro e é composto por 162 capsómeros (subunidades) dispostos em simetria icosaédrica. É constituído por 7 proteínas:

- A proteína UL86, conhecida como MCP (Major Capsid Protein), é o principal constituinte dos pentâmeros e hexâmeros que formam a base da estrutura icosaédrica do capsídeo. Este polipéptido é uma das proteínas mais conservadas dos vírus do herpes.

- A proteína UL85, denominada MCP (Minor Capsid Protein), está localizada no interior do capsídeo e permite que o ADN viral se ligue a ela.

- A proteína de ligação ao capsídeo menor (MCBP) codificada pelo gene UL46. Está presente principalmente na forma de triplexes e assegura a manutenção de pentâmeros e hexâmeros.

- A proteína do pequeno capsídeo, SCP (Smallest Capsid Protein), também conhecida como proteína UL48/49. Ajuda a manter o capsídeo unido ao revestir as extremidades dos hexâmeros.

- Três proteínas são derivadas do péptido codificado pelo gene UL80. Após três clivagens pós-traducionais, a proteína UL80 dá origem a proteínas com funções distintas mas complementares no interior do capsídeo (**Cotin, 2011**).

Durante o ciclo de replicação, podem surgir três tipos de capsídeo, consoante o seu grau de maturidade (**Mocarski, 2001; Gibson, 1996; Irmiere & Gibson, 1983**). O tipo A é um capsídeo desprovido de ADN devido a um defeito no empacotamento do genoma viral. O tipo B é um precursor de capsídeos maduros que não contém DNA viral, mas as proteínas de montagem (**Mocarski, 2001; Butcher et al., 1998**). O tipo C corresponde a nucleocapsídeos totalmente maduros (**Mocarski, 2001**).

1.3.3 O tegumento

O tegumento é definido como o espaço entre o invólucro lipídico e as proteínas do capsídeo. Representa 40% da massa total do virião (**Maude, 2016**). Este compartimento é constituído por cerca de vinte proteínas de origem viral e celular (**Mocarski, 2001; Tomtishen, 2012**). A maioria destas proteínas são fosforiladas (**Bresnahan & Shenk, 2000; Greijer et al., 2000**), duas das quais são altamente imunogénicas e parecem desempenhar um papel fundamental na regulação dos genes virais e no controlo do metabolismo celular durante a replicação viral. Estas são as proteínas pp150 (UL32) e pp65 (UL83).

A proteína UL83 encontra-se no núcleo imediatamente após a infeção viral e associa-se à matriz nuclear durante as fases finais da replicação. Só ela representa 15% de todas as proteínas do tegumento (**Simon, 2014**). É seguida pela pp71, codificada pelo gene UL82 e que desempenha um papel importante na replicação (**Tomtishen, 2012; Liu & Stinski, 1992**).

A proteína quinase UL97 parece desempenhar um papel central na infeção pelo CMVH, actuando a diferentes níveis, nomeadamente na saída do capsídeo do núcleo e na fosforilação necessária para a ativação do ganciclovir, tornando-se assim o primeiro alvo de mutações de resistência a esta molécula (**Simon, 2014**).

1.3.4 O envelope viral

O envelope é derivado das membranas intracelulares (nuclear e citoplasmática) da célula hospedeira: é uma bicamada lipídica na qual estão inseridas várias glicoproteínas virais sob a forma de complexos glicoproteicos (**Britt & Boppana, 2004**). Apresenta um grande número de glicoproteínas na sua superfície, sendo as mais importantes gB, gH, gL, gO, gM e gN. O envelope torna o virião sensível aos solventes lipídicos, ao pH baixo e ao calor (**Muriel, 2010**).

A proteína gB, codificada pela UL55, é uma glicoproteína transmembranar essencial para a interação dos resíduos de heparan-sulfato durante a fase de adesão e entrada do vírus **(Compton et al., 1993; Britt & Mach, 1996).** É particularmente imunogénica e constitui o principal alvo dos anticorpos neutralizantes, cuja utilização pode inibir a ligação e a fusão vírus/célula **(Gicklhorn et al., 2003).** É altamente conservado em CMVs de diferentes espécies **(Compton et al., 1993).**

A proteína GH assegura a fusão do envelope viral com a membrana celular, sendo um alvo dos anticorpos neutralizantes, que bloqueiam a fusão da membrana e a penetração viral **(Simpson et al., 1993).**

O complexo gM/gN permite também a interação inicial com os sulfatos de heparano. A proteína gM é a proteína de superfície mais abundante, representando 10% da massa do virião. A sua estrutura é globalmente conservada nos Herpesviridae **(Lehner et al., 1989)**. A proteína gN é altamente variável de uma estirpe de CMV para outra. Estas proteínas não são essenciais para a replicação viral in vitro.

1.4. Replicação do citomegalovírus

O VHC replica-se apenas em células humanas **(Descamps, 2014)**. Antes de entrar na célula, o vírus tem de se ligar à membrana. Este mecanismo requer uma interação entre uma proteína do envelope viral e os sulfatos de heparano da superfície celular. A proteína viral que mais interage com estas moléculas de superfície é a proteína gB. Este vírus tem várias glicoproteínas que foram descritas como mediadoras da entrada na célula, e estas diferem consoante o tipo de célula. Para os fibroblastos, é o complexo gH/gL/gO, enquanto a entrada nas células epiteliais e endoteliais e nos monomacrófagos é mediada pelo pentâmero gH/gL/UL128-131 **(Vanarsdall &** Johnson, 2012; Vanarsdall et al., 2016; Sathiyamoorthy et al., 2017; Gerna et al., 2017; Cui et al., 2017; Wu et al., 2017).

A entrada da partícula viral ocorre através da ligação entre os complexos glicoproteicos do vírus e os receptores celulares **(Harwardt et al., 2016)**. Foram identificados vários destes receptores: o recetor do fator de crescimento endotelial, as integrinas, o fator de crescimento derivado das plaquetas e a neuropilina-2 **(Chan et al., 2009; Feire et al., 2010; Wang et al., 2005; Soroceanu et al., 2008; Martinez-Martin et al., 2018**), seguidos da fusão do envelope viral com a membrana celular para libertar o nucleocapsídeo no citoplasma **(Harwardt et al., 2016)**. O nucleocapsídeo é então translocado para o núcleo onde o ADN viral é libertado **(Fig.1.3) (Sanchez et al., 2002).**

Depois, há 3 fases diferentes de eventos:

- Uma fase **muito precoce** durante a qual os chamados genes Immediate Early são transcritos. As suas proteínas reguladoras desviam a energia e os recursos da célula para a replicação viral e para a fase seguinte.

- Uma fase **inicial** durante a qual a maior parte do genoma viral está disponível para transcrição. Esta fase envolve pelo menos 23 dos chamados genes precoces que desempenham um papel crucial durante a replicação, particularmente na síntese de ADN. A síntese começa então **(Yu et al., 2005).**

- uma fase dita **tardia**, durante a qual são sintetizadas as últimas proteínas, principalmente estruturais (glicoproteínas do envelope e proteínas estruturais do capsídeo). O ADN é encapsulado para formar o capsídeo no núcleo, que é depois envolvido por vesículas derivadas do aparelho de Golgi. A fusão destas vesículas com a membrana celular resulta na saída dos viriões envelopados (exocitose) **(Vanarsdall & Johnson, 2012; Paulus & Nevels, 2009; Crough & khanna, 2009).**

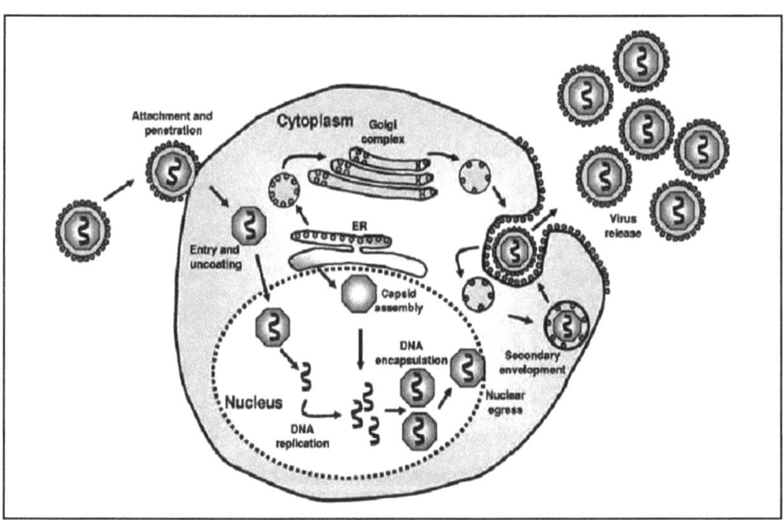

Figura 1.3 Ciclo lítico viral do CMV. Uma vez libertado no citoplasma, o nucleocapsídeo é transportado para o núcleo, onde o ADN viral é replicado após a expressão prévia dos genes IE1 e IE2. Durante as fases posteriores do ciclo, o ADN viral é encapsidado antes de ser envolvido uma vez pela membrana nuclear e depois uma segunda vez pela membrana do ER. Os viriões são então libertados por exocitose **(Crough & Khanna, 2009).**

1.5. Modo de transmissão

Os seres humanos são o único reservatório do vírus (**Kurath & Resch, 2010**) e a transmissão ocorre exclusivamente entre seres humanos, exigindo o contacto direto das mucosas com fluidos corporais infecciosos, como a urina, a saliva e o sémen (**Kapranos et al., 2003**), bem como secreções vaginais (**Ludwig & Hengel, 2009**).

O CMV é o único vírus do herpes que é transmitido da mãe para o feto ou para o recém-nascido. Esta é a forma mais comum de transmissão e é responsável pela manutenção da população viral a nível mundial (**Reynolds et al., 1973**).

Os produtos sanguíneos e os órgãos transplantados são os principais vectores de transmissão do CMV nos hospitais. A transmissão por dádiva de sangue também é possível (**Lowance et al., 1999**).

1.6. Fisiopatologia

O CMVH é um vírus lítico com um efeito citopático que se replica ativamente e dissemina a sua viremia pelos vários órgãos do corpo, ou seja, o seu genoma viral permanece indefinidamente nas células alvo.

Dependendo da imunidade do hospedeiro, pode reativar-se, multiplicar-se e causar graves lesões multiviscerais. Quando o sistema imunitário é forte, a infeção primária é geralmente assintomática. Ocasionalmente, surgem sintomas como febre, adenopatia cervical, faringite e fadiga (**Esclatine & Géniteau, 2002**).

1.6.1 Tropismo celular e disseminação sanguínea

In vivo, o tropismo celular do CMVH é muito variado. É adquirido por hematogénese (transplante ou transfusão de produtos sanguíneos) ou penetra nas membranas mucosas e dissemina-se na corrente sanguínea transitória, permitindo que o vírus atinja os seus órgãos-alvo.

Esta capacidade de propagação no organismo está ligada à multiplicidade de tipos de células que o vírus pode infetar (células endoteliais, epiteliais e fibroblásticas). Uma vez atingidas estas células-alvo, o vírus propaga-se de célula para célula (**Anne-Laure, 2013**).

O VHC pode replicar-se em células fibroblásticas, células endoteliais, células epiteliais, células musculares, células nervosas e macrófagos, o que lhe permite infetar um grande número de tecidos e órgãos (**Sinzger et al., 1995**). Este tropismo alargado explica a diversidade de sinais clínicos encontrados.

O vírus dissemina-se principalmente através da infeção de células endoteliais, monócitos, macrófagos e células polinucleares.

Existem vários mecanismos pelos quais a viremia se propaga para os tecidos:

- A secreção de citocinas como a interleucina-8 (IL-8) pelas células endoteliais permite o recrutamento de células polinucleares **(Gretchen et al., 2008).**

- Através do contacto direto célula a célula, estas células polinucleares adquirem viriões maduros e a proteína pUL83 (pp65), que se localiza no núcleo devido à sua orientação nuclear.

- As células endoteliais infectadas transmitem o vírus aos monócitos circulantes, que são eles próprios capazes de transmitir o vírus a células não infectadas.

- Os monócitos tornam-se capazes de replicar o vírus quando se diferenciam em macrófagos, que podem disseminar o vírus nos tecidos.

- As células endoteliais infectadas podem, elas próprias, induzir a infeção de um órgão quando se desprendem, circulam e são sequestradas nos capilares devido ao seu tamanho **(Anne-Laure, 2013).**

1.6.2 Latência e reativação do CMVH

Após a infeção primária, o VHC persiste no hospedeiro. Muitos órgãos albergam o vírus num estado latente. No entanto, a latência estabelece-se preferencialmente nos monócitos e macrófagos, mas também nas células endoteliais **(Ligat, 2017).**

O ADN viral, que permanece latente sob a forma de epissomas nas células-alvo, pode também ser reativado em qualquer altura. Esta situação é conhecida como infeção de reativação secundária **(Willam, 2019).**

O sistema imunitário do hospedeiro desempenha um papel importante no processo de latência e na reativação do vírus. De facto, a imunossupressão pode levar à reativação do vírus, resultando numa nova viremia **(Sinclair & Sissons, 2006; Söderberg-Nauclér et al., 1997).**

Em indivíduos imunocompetentes, a infeção por CMVH passa muitas vezes despercebida, mas em indivíduos altamente imunocomprometidos pode levar a doenças graves.

As mulheres grávidas estão relativamente imunodeprimidas, o que desempenha um papel potencial na reativação do CMV. Também é possível ficar infetado com uma estirpe diferente do vírus. Esta situação é conhecida como reinfeção secundária **(Cannon & Davis, 2005).**

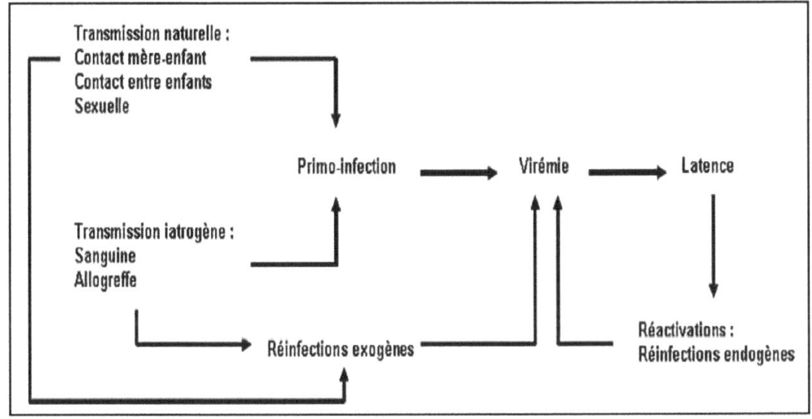

Figura.1.4 Fisiopatologia da infeção por CMV (**Alain & Mazeron, 2003**).

1.7. Imunidade anti-CMV

A infeção pelo CMV leva à ativação de uma resposta imunitária que confere ao doente proteção contra o vírus (**Lucie, 2013**). Tanto a resposta inata como a adaptativa (humoral e celular) estão envolvidas no processo, e estas duas respostas trabalham em conjunto para combater eficazmente o CMVH. No entanto, o sistema imunitário é incapaz de impedir as fases iniciais da infeção viral e o estabelecimento da latência, o que significa que o vírus pode persistir ao longo da vida de um indivíduo.

1.7.1 Imunidade inata

A resposta imune inata constitui uma primeira barreira à infeção viral e desempenha um papel importante na defesa direta contra o CMV (**Compton et al., 2003**). Entra em ação assim que o vírus se liga e se funde com a membrana plasmática da célula (**Boehme et al., 2006**).

A ativação do sistema imunitário inato induzirá a produção de citocinas pró-inflamatórias (**Tabeta et al., 2004; Compton et al., 2003**), que levarão à ativação de macrófagos, células Natural Killer (NK) e células dendríticas.

- A atividade das NK aumenta durante a fase aguda da infeção, mas também durante as reactivações, o que indica a contribuição das NK para a infeção pelo HCMV (**Venema et al., 1949**). Libertando perforinas e granzimas, que lisam as células infectadas (**Vivier et al., 2008**).

- As células dendríticas estão entre as primeiras células infectadas nos vários locais de entrada viral durante a infeção primária **(Crough & Khanna, 2009)**.

1.7.2 Imunidade adaptativa

Os actores da imunidade adaptativa são os LT e os LB. As duas caraterísticas essenciais do sistema imunitário adaptativo são o seu repertório de reconhecimento de antigénios extremamente diversificado (vários milhões de especificidades) e a sua capacidade de estabelecer uma resposta de memória.

Esta caraterística geral da resposta imunitária adaptativa confere ao sistema imunitário a capacidade de prevenir ou controlar rapidamente infecções secundárias por vírus geneticamente muito próximos **(Boppana et al., 2001)**. No entanto, o CMV é uma notável exceção a esta regra. Pode estabelecer infecções persistentes em várias ocasiões em hospedeiros imunocompetentes. Esta capacidade é provavelmente a razão para a presença de diferentes genótipos de CMV no mesmo indivíduo **(Meyer-Konig et al., 1998)**.

1.7.2.1 Imunidade mediada por células

Em resposta à infeção, a imunidade mediada por células T tem uma ação predominante contra a replicação viral do CMVH. Embora o vírus não seja erradicado pela resposta imunitária, os linfócitos T CD4+ e CD8+ desempenham um papel importante no controlo e limitação da replicação do CMV.

1.7.2.1.1 Linfócitos T-CD4

Numerosos estudos demonstraram o papel importante desempenhado pelos linfócitos CD4+ na luta contra o CMV **(Tu et al., 2004)**.

Os LT CD4+ ou linfócitos auxiliares desempenham um papel central e mesmo indispensável na imunidade adaptativa, activando a resposta humoral através da cooperação com os LB, induzindo a sua diferenciação em plasmócitos, bem como a resposta citotóxica através das células LT CD8+, que se diferenciam em CTL (linfócitos T citotóxicos).

Após a infeção pelo CMVH, as células auxiliares dos LT reconhecem epítopos específicos do CMV na superfície das células apresentadoras de antigénios (APC) (macrófagos, células dendríticas ou linfócitos B) através do seu recetor de células T (TCR). A internalização do complexo TCR/antigénio, sob a ação da interleucina 1 produzida pelas APC, conduzirá à produção de clones de LT CD4+helper específicos para o epítopo de CMV detectado.

Estes LT activarão a resposta T citotóxica através da sua produção de citocinas como a interleucina 2, 12 ou IFN-γ, e activarão os linfócitos B através da sua secreção de interleucinas IL-4, 5, 10 e 13 **(Lucie, 2013).**

Em 2002, Einsele et al demonstraram que as células CD4+ eram necessárias para o controlo da infeção por CMV. No seu estudo, a transferência de linhas de células CD4+ específicas do CMV reduziu drasticamente a carga viral em doentes que tinham recebido transplantes de células estaminais e contribuiu também para a expansão das células CD8+.

1.7.2.1.2 Linfócitos T-CD8

A atividade dos linfócitos CD8 + depende de citocinas como o IFN-γ e a IL-2, produzidas pelas LT CD4 + (**Gamadia et al., 2003**). Após esta estimulação, os LT CD8+ produzem mediadores citotóxicos, como a perforina e a granzima B, que causam danos na membrana da célula hospedeira.

Os linfócitos T CD8+ de memória, sensibilizados para as proteínas do CMV, persistem no organismo.

1.7.2.2 Imunidade mediada por factores humorais

A infeção primária com CMV leva à síntese de anticorpos dirigidos contra várias proteínas do vírus. Estes anticorpos são dirigidos, em particular, contra as proteínas do tegumento (pp65, pp150), as proteínas do envelope (gB, gH, gM/gN) ou as proteínas não estruturais, como a IE1.

A maioria dos anticorpos observados em indivíduos CMV-positivos são dirigidos contra as glicoproteínas do envelope, e mais de 50% destes são anticorpos neutralizantes que reconhecem um epítopo gB (**Macagno et al., 2010**). A importância da imunidade humoral específica do CMV permanece mal compreendida, mas parece restringir a disseminação viral e limitar a gravidade das manifestações clínicas.

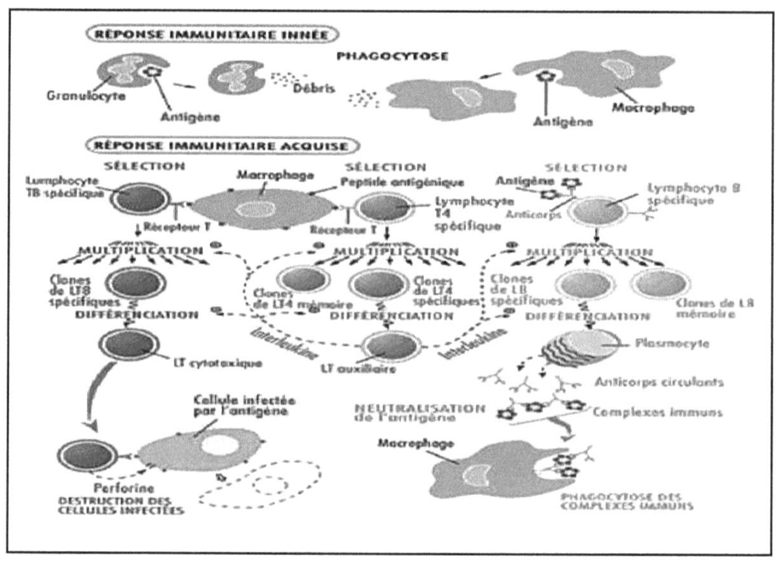

Figura 1.5 Respostas imunitárias inatas e adquiridas (Lucie, 2013).

2. Transplante

2.1. Panorama anátomo-histológico do rim

Os rins são dois órgãos em forma de feijão, cada um pesando cerca de 100 a 200 gramas (**Johann et al., 2013**).

Cada rim é coberto por uma cápsula renal relativamente forte, lisa e fibrosa, que contém o parênquima renal em duas partes: uma parte periférica, o córtex, e uma parte central, a medula.

Na medula, encontramos um conjunto de estruturas piramidais chamadas pirâmides de Malpighi, cuja base toca a superfície do rim e é, portanto, coberta pelo córtex, e cujo topo constitui as papilas renais encontradas na medula (**Lacour, 2013**).

As pirâmides renais, em número de 8 a 12 por rim, estão separadas por tecido cortical. Esta separação forma colunas renais chamadas colunas de bertina; uma pirâmide com as duas colunas circundantes forma um lóbulo renal (**Johann et al., 2013**).

Assim, o córtex renal estende-se desde a cápsula renal até à base das pirâmides, mas também se estende entre elas.

O parênquima renal contém cerca de 1 a 1,5 milhões de nefrónios por rim, que constituem as unidades funcionais do rim e são responsáveis pela produção de urina (**Lacour, 2013**).

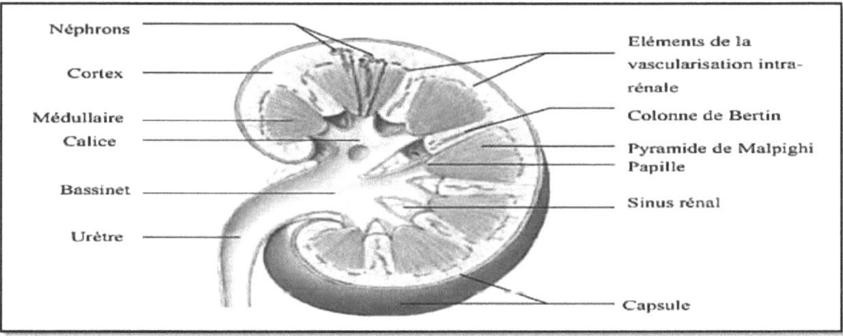

Figura 2.6 Anatomia de um rim (**Bernard, 2013**).

2.2. Recordação da fisiologia renal

Os rins são os órgãos onde se realizam as principais funções do sistema urinário, uma vez que as outras partes do sistema são principalmente condutas e locais de armazenamento (**Tortora & Grabowski, 2001**). Desempenham funções endócrinas e exócrinas.

2.2.1 Função endócrina

O rim actua como uma glândula endócrina, segregando substâncias como o..:

➢ O fator eritropoietina (Epo) na sua secreção estimula a produção de glóbulos vermelhos pela medula óssea.

➢ A renina, uma enzima que ativa o sistema renina-angiotensina-aldosterona, está envolvida na regulação da pressão arterial.

➢ A prostaglandina é responsável por um aumento do fluxo sanguíneo glomerular e por um aumento da taxa de filtração glomerular. (**Tortora & Grabowski, 2001**).

O rim é também o local de transformação da vitamina D nos seus metabolitos activos (**Guyton Arthur, 1998**).

2.2.2 Função exócrina

Função exócrina: produção de urina, eliminação de produtos residuais e manutenção do equilíbrio iónico.

2.2.2.1 Formação de urina

É formado nos nefrónios por um processo complexo que envolve três fases: filtração glomerular, reabsorção tubular e secreção tubular (**Bernard, 2013**).

2.2.2.1.1 *Filtração glomerular*

A filtração glomerular é a primeira fase da produção de urina. Ocorre nos corpúsculos renais através da membrana glomerular sob pressão hidrostática (**Tortora & Angnostakos, 1988**). A membrana glomerular tem uma estrutura complexa; é permeável à água e a pequenas moléculas orgânicas, mas retém as células e a maioria das macromoléculas, como as proteínas, os ácidos gordos, muitos medicamentos e uma fração do cálcio plasmático (**Querin & Valiquite, 2000**). A seleção baseia-se tanto ntamanho molecular como ncarga iónica.

O filtrado obtido encontra-se na câmara glomerular e tem uma composição idêntica à do plasma sanguíneo (a mesma concentração de cada elemento que no plasma); é conhecido como urina primitiva (**Dennai, 2012**).

A filtração total depende, portanto, do número de nefrónios e da taxa de filtração glomerular (TFG), estimada em 120 ml/min/1,73 m2 num adulto jovem e saudável (**Daroux et al, 2009**).

2.2.2.1.2 *Reabsorção e secreção tubular*

A reabsorção consiste na passagem de substâncias úteis ao organismo que não têm de ser eliminadas, como a água, do lúmen tubular para o espaço intersticial e depois para os capilares peritubulares.

A secreção é o oposto da reabsorção. As principais substâncias eliminadas por este processo (ureia, ácido úrico e potássio) deslocam-se dos capilares, do espaço intersticial ou das células tubulares para o lúmen tubular (**Mombazet, 2010**).

Ao produzir urina, os rins ajudam a excretar os resíduos, ou seja, as substâncias que não têm qualquer função útil no organismo.

Outras funções renais:

γ ⁺⁺⁺⁺Regulação das concentrações sanguíneas de vários iões (Na , K , Ca , Cl) (**Tortora & Grabowski, 2001**).

γ Mantém o equilíbrio hídrico do organismo.

γ Manutenção da osmolaridade adequada dos fluidos corporais, essencialmente através da regulação da eliminação de água (**Sherwood, 2006**).

γ Regulação do volume sanguíneo intra e extracelular e do estado ácido-base (**Gueutin, 2012**).

2.3. Insuficiência renal

2.3.1 Definição

A insuficiência renal é definida como um estado patológico em que os rins funcionam abaixo do seu nível normal em termos da sua capacidade de evacuar os resíduos, concentrar a urina e manter o equilíbrio de fluidos e electrólitos, a pressão arterial e o metabolismo do cálcio (**Dussol, 2011**).

A função renal pode **deteriorar-se rapidamente** (conhecida como **insuficiência renal aguda [IRA]**) ou **gradualmente** (conhecida como **insuficiência renal crónica [IRC]**). Por vezes, pode mesmo conduzir a uma **doença renal em fase terminal (DRT), que exige um tratamento suplementar** (depuração extra-renal (PJE)) por hemodiálise ou diálise peritoneal e/ou transplante renal.

A doença renal crónica (DRC) é definida pelo declínio progressivo e irreversível da taxa de filtração glomerular (TFG), que é o melhor indicador da função renal. Resulta geralmente da progressão da doença renal crónica (DRC) **(Moulin & Peraldi, 2016)**.

É definida como uma taxa de filtração glomerular inferior a 60 ml/min/1,73m² de área de superfície corporal durante mais de três meses. A função renal é medida por um marcador endógeno, a creatinina, que é um produto de degradação da creatina no músculo esquelético e é essencialmente eliminada pelos rins através da filtração glomerular e, em menor grau, através da secreção tubular. A função renal pode ser estimada quer pela depuração da creatinina, quer pelo cálculo da taxa de filtração glomerular **(Bordage, 2015)**.

2.3.2 Consequências da doença renal terminal

Na **DRC,** o rim deixa de desempenhar as suas principais funções de excreção dos produtos residuais do metabolismo do azoto, de regulação do equilíbrio eletrolítico e de produção de hormonas.

2.3.2.1 Síndrome urémica

A eliminação da ureia e de outros produtos azotados formados pelo catabolismo das proteínas ocorre principalmente nos rins.

A concentração de ureia no sangue é proporcional ao grau de insuficiência renal, definida como uma redução do número de nefrónios funcionais. Quando o seu nível ultrapassa 40 mmol/l (a norma situa-se entre 2,8 e 7,6 mmol/l), desenvolve-se a síndrome uraémica, que provoca náuseas, vómitos, astenia, falta de concentração, anorexia e cãibras **(Man et al, 2010)**.

2.3.2.2 Perda das funções electrolíticas

A regulação do equilíbrio hídrico e eletrolítico do organismo é mantida até à fase final da insuficiência renal graças à hiperfiltração. Quando apenas 5% dos nefrónios estão funcionais, esta adaptação já não é possível. Nsta fase, a diálise é indispensável para a sobrevivência do doente.

2.3.2.3   Perda das funções endócrinas

A DRC provoca uma redução da produção de eritropoietina e de 1-alfa-hidroxilase. Esta diminuição é responsável pela anemia e pelas perturbações fosfocálcicas que requerem um tratamento farmacológico específico. Por outro lado, o sistema renina-angiotensina-aldosterona (SRAA) está geralmente exacerbado nestes doentes, contribuindo para a hipertensão (**Man et al, 2010**).

2.4. Tratamento de

Uma vez atingida a fase de insuficiência renal crónica terminal, o tratamento complementar deve ser rapidamente considerado e posto em prática para eliminar os resíduos que se acumulam no organismo e assegurar a homeostasia do organismo através da manutenção do equilíbrio hídrico e eletrolítico e do equilíbrio ácido-base (funções endócrinas e exócrinas do rim) (**Petitclerc, 1998; Canaud et al, 2005; Vincent & Pierre, 2006**).

São utilizadas duas técnicas para fornecer apoio:

γ   Diálise;

γ   Transplante renal.

2.4.1 Diálise

Um certo número de moléculas (iões, produtos do catabolismo do azoto, medicamentos) e de água são eliminados por depuração extrarrenal. Existem dois tipos, cada um dos quais exige uma abordagem específica:

- Vascular: fístula arteriovenosa para hemodiálise;

- Peritoneal: cateter de diálise peritoneal para diálise peritoneal.

2.4.2 Transplante

De todos os tratamentos para a doença renal crónica, o transplante renal é indiscutivelmente aquele que oferece aos doentes não só uma melhor qualidade de vida, mas também uma sobrevida prolongada (**Sayegh & Carpenter, 2004**). Pode ser considerado para qualquer doente com doença renal crónica, quer já esteja em diálise ou se a diálise estiver iminente (transplante preventivo), desde que o doente expresse o desejo, que os riscos envolvidos não superem os benefícios esperados e que não existam contra-indicações (**Knoll, 2013**).

O protocolo pré-transplante no Hospital Mustapha Bacha é o seguinte: avaliação clínica, biológica e morfológica.

2.4.2.1 Complicações do transplante renal

2.4.2.1.1 *Atraso no regresso ao trabalho (RRF)*

Na maioria dos casos, o enxerto retoma a diurese imediatamente ou nas horas seguintes à cirurgia, com uma melhoria da função renal.

No entanto, em cerca de 20 a 30% dos casos, esta recuperação da função é retardada (de alguns dias a 3 ou 4 semanas) com o desenvolvimento de uma IRA. Em menos de 5% dos casos, a FRR é irreversível: é a chamada "não-função primária do enxerto" ou "enxerto inviável" (**Mourad et al., 2005**).

A necessidade de diálise na primeira semana após o transplante parece ser o critério mais comummente aceite até à diurese e posterior retorno da função.

2.4.2.1.2 *Risco de rejeição*

A rejeição corresponde à indução de uma resposta imunitária do recetor contra o órgão transplantado. A rejeição leva à destruição mais ou menos rápida do órgão transplantado na ausência de tratamento imunossupressor. Existem três tipos de rejeição: a rejeição hiperaguda, a rejeição aguda, que pode ser humoral ou celular, e a rejeição crónica. Estas colocam problemas diagnósticos e terapêuticos muito complexos e por vezes inter-relacionados (**Anglicheau et al., 2007**).

2.4.2.1.2.1 *Rejeição hiperaguda*

A rejeição hiperaguda ocorre geralmente nas primeiras 24 horas após o transplante. Está essencialmente ligada à presença, no soro do recetor "imunizado", de anticorpos linfocitotóxicos anti-HLA produzidos em resposta a transfusões de sangue, gravidezes ou transplantes anteriores (**Anglicheau et al., 2007**).

2.4.2.1.2.2 *Rejeição aguda*

Rejeição celular aguda, que ocorre geralmente nos primeiros meses após o transplante. É o tipo de rejeição mais frequentemente observado, sendo responsável por aproximadamente 80% dos episódios de rejeição aguda. As células T CD4+ e CD8+ estão implicadas na sua ocorrência (**Kaboré, 2017**).

Rejeição aguda humoral, que ocorre principalmente entre a primeira e a terceira semana pós-transplante, mas também pode ocorrer mais tarde. Este tipo de rejeição deve-se ao aparecimento de anticorpos dirigidos especificamente contra determinantes antigénicos do dador. O diagnóstico deve ser efectuado na presença de uma recuperação tardia da função renal ou de uma insuficiência renal aguda precoce (**Anglicheau et al., 2007; Legendre et al., 2010**).

2.4.2.1.2.3 *Descarga crónica*

Atualmente, é conhecida como nefropatia crónica do enxerto e é a principal causa de perda do enxerto renal, sobretudo a longo prazo. Dois grandes grupos de factores são responsáveis pelo aparecimento da rejeição crónica do enxerto. Os factores imunológicos, que são idênticos aos incriminados na rejeição hiperaguda e na rejeição aguda, e os factores não imunológicos (lesões herdadas do dador, nefrotoxicidade dos imunossupressores, lesões pós-isquémicas, infecções, hipertensão, diabetes, recorrência da doença inicial no enxerto (**Anglicheau et al., 2007**).

Os progressos consideráveis alcançados nos últimos 20 anos devem-se ao efeito combinado de uma redução muito significativa da incidência de rejeição aguda, reflectindo a eficácia da imunossupressão (**Hariharan et al., 2003; Alonso & Oliver, 2004**).

O princípio da imunossupressão no transplante renal é a prevenção da rejeição aguda. Este princípio baseia-se em:

➢ tratamento de indução, que consiste na combinação de tratamentos imunossupressores com anticorpos policlonais anti-linfocíticos ou um antagonista do recetor da interleucina-2.

➢ tratamento de manutenção, que é mais intenso durante os primeiros três meses após o transplante. Posteriormente, será modificado progressivamente para reduzir o risco de efeitos adversos e melhorar a tolerância dos imunossupressores utilizados a longo prazo sem risco de rejeição do enxerto (**Balssa et al., 2011; Abramovicz et al., 2000**).

2.4.2.1.3 *Risco de infeção*

Os doentes transplantados renais correm um risco elevado de infeção devido a três factores: imunossupressão, natureza e número de procedimentos invasivos a que são submetidos e exposição a germes adquiridos na comunidade ou nosocomiais (**Mamzer-Brunee, 2008**).

Durante o primeiro mês, o risco de infeção é dominado por infecções nosocomiais, infecções provenientes do dador ou infecções latentes no recetor. A reativação d e infecções latentes e as primeiras infecções oportunistas podem ocorrer entre o segundo e o sexto mês. A partir do sexto mês, o nível de imunossupressão terapêutica é menos intenso, os tratamentos profilácticos são geralmente interrompidos e os doentes transplantados renais estão principalmente expostos a riscos infecciosos provenientes de germes da comunidade. No entanto, o risco de infeção oportunista continua a ser real. Estas infecções podem ser fúngicas, bacterianas ou virais, como as **infecções por citomegalovírus (Anglicheau et al., 2007; Mamzer-Brunee, 2008).**

3. CMV em doentes transplantados renais

3.1. Epidemiologia

A infeção por CMV é endémica, ocorrendo ao longo de todo o ano, sem qualquer aumento sazonal. A infeção primária ocorre geralmente na primeira infância através do contacto com fluidos corporais como o sangue, a saliva, as lágrimas e o leite materno (**Imbert, 2002**).

A seroprevalência varia em todo o mundo de acordo com diferentes factores, tais como: idade, paridade, sexo (em alguns estudos, as mulheres têm uma prevalência mais elevada), localização geográfica, origem étnica e factores socioeconómicos com uma prevalência inversamente correlacionada: Os países desenvolvidos apresentam taxas de seroprevalência de cerca de menos de 20% nas crianças, (**Segondy, 2009**) variando entre 40 a 60% da população adulta e 80% na população idosa enquanto os países de África e Ásia, Sudeste Asiático podem atingir 100% de seroprevalência (**Julie, 2015**).

Na transplantação de órgãos, a infeção por CMV é uma patologia oportunista frequente e grave, responsável por uma morbilidade e mortalidade significativas. O risco de infeção varia consoante o tipo de órgão transplantado. A incidência de infeção por CMV em receptores de transplante renal está estimada entre 8 e 32% (**Patel & Paya, 1997**), aumentando para quase 70% aos 3 meses pós-transplante na ausência de profilaxia em grupos de alto risco (D+/R- ou D+/R+) (**Sagedel et al., 2000**).

3.2. Apresentação clínica

As manifestações clínicas das infecções por CMV são polimorfas e dependem em grande medida do nível de imunossupressão. Nos transplantes de órgãos, faz-se classicamente uma distinção entre dois efeitos: diretos (doença por CMV) e indirectos menos comprovados (rejeição, infecções por outros microrganismos, disfunção do enxerto) (**Anne & Victoria, 2019**).

3.2.1 Efeitos diretos

A doença por CMV em doentes transplantados pode dever-se quer à aquisição pelo órgão transplantado quer à reativação de um vírus latente no recetor (**Doublie et al., 1999**).

Esta condição é definida como uma viremia positiva para CMVH acompanhada de sintomas clínicos. Estes últimos manifestam-se por uma síndrome CMVH (uma doença sistémica aguda), inicialmente **composta por** febre e mal-estar, e frequentemente associada a leucopenia e trombocitopenia (**Paya et al., 2004**).

Observam-se então sintomas no órgão transplantado, tais como pneumonia, lesões gastrointestinais, hepatite, miocardite e retinite (**Doublie et al., 1999**).

3.2.2 Os efeitos indirectos

Para além dos seus efeitos patogénicos diretos num órgão-alvo, o CMV continua associado a uma morbilidade ligada aos "**efeitos indirectos**" do vírus (**Kamar et al., 2007**). Estes efeitos estão associados a:

- Rejeição do enxerto. Após o transplante renal, a aplicação de um tratamento imunossupressor destinado a limitar o risco de rejeição do enxerto, a acumulação deste último favorece fortemente a replicação do CMV a partir de infecções exógenas, a contaminação do enxerto ou a reativação de uma estirpe latente, o que pode levar a várias alterações nas células imunitárias que favorecem a rejeição aguda (**Salvadori et al., 2005; Alain & Mazeron, 2001**).

- A disfunção crónica do enxerto renal é também acelerada pela infeção por CMV (**Inkinen et al., 2005**).

- Desenvolvimento d e resistência à insulina ou diabetes após o transplante (Rodriguez et al., 2000; Doublie et al., 1999).

Estes efeitos ocorrem mesmo quando a viremia é baixa e pensa-se que estão ligados a uma ação imunomoduladora do vírus no hospedeiro (**Fishman, 2007**).

Na ausência de profilaxia, a infeção aparece mais frequentemente entre o 1º e o 4º mês pós-transplante, quando a imunossupressão está no seu ponto mais alto. No entanto, graças à utilização de tratamento profilático, a infeção aparece agora mais tarde no primeiro ano. Por este motivo, recomenda-se que os doentes de risco (D+/R- ou R+) sejam submetidos a uma monitorização mensal do CMV durante o primeiro ano pós-transplante (**Humar & Michaels, 2006**).

3.3. Factores de risco

O fator de risco mais importante no transplante renal é o estado serológico do recetor antes do transplante, que determina a incidência e a gravidade da doença.

Um recetor seronegativo que receba um órgão positivo para CMV (D+/R-) pode desenvolver uma infeção primária.

O mesmo se aplica no caso de transplante de um órgão CMV negativo para um recetor seronegativo (D-/R-) sujeito a contaminação pós-transplante (independentemente do transplante em si).

Além disso, o transplante de um enxerto CMV positivo para um recetor seronegativo ou seropositivo (D+/R- ou D+/R+) pode estar associado à reativação de uma estirpe endógena ou à infeção por uma estirpe exógena (**Metselaar & Weinarn, 1989; Wiesner et al. 1993; Pass, 2004; Rowshani et al. 2005**).

A incidência da doença por CMV em doentes transplantados também varia consoante o tipo de transplante:

γ A utilização de soro anti-linfocitário ou anticorpos monoclonais anti-CD3

(Mourad et al., 2004).

γ A idade avançada do destinatário (**Wéclawiak et al., 2004**).

γ Rejeição aguda ou crónica do enxerto (**Fietze et al., 1994; Kamar et al., 2008**).

γ Situações de stress infecioso (**Cook et al., 1998**).

3.4. Diagnóstico da infeção por CMV

O diagnóstico da infeção por citomegalovírus permite definir e limitar os riscos associados à infeção e à doença por CMV. A escolha do diagnóstico depende do estado de cada doente. Podem ser utilizadas várias técnicas de deteção e/ou quantificação: deteção do vírus em cultura de fibroblastos, deteção de antigénios por imunofluorescência, deteção de ácidos nucleicos por PCR em tempo real ou deteção de imunoglobulinas no sangue dos doentes (serologia) (**Lucie, 2013**).

As técnicas de diagnóstico da infeção por CMV enumeradas a seguir baseiam-se na procura de sinais clínicos, do vírus, dos seus antigénios, do seu ADN ou do seu ARN (**Gandhi & Khanna, 2004**).

3.4.1 Diagnóstico direto

3.4.1.1 Culturas celulares

O método tradicional de deteção do VHC é a cultura de células. Esta abordagem utiliza amostras clínicas inoculadas em células fibroblásticas humanas, incubadas e observadas durante um período que varia entre 2 e 21 dias. Numa técnica de cultura padrão, a presença do VHC é caracterizada pelo aparecimento de focos de células que perderam o seu aspeto fusiforme normal e se tornaram arredondadas: trata-se do efeito citopático do VHC (**Leruez-Ville, 2001**).

No entanto, este método já não é utilizado nos diagnósticos de rotina porque é lento e requer três semanas para que um resultado seja considerado negativo, mas continua útil para isolar estirpes e estudar a sua resistência aos antivirais (**Kotton et al., 2013**).

3.4.1.2 antigenemia pp65

As técnicas de deteção de antigénios, como a antigenemia pp65, estão a ser gradualmente abandonadas. No entanto, continuam a ser úteis para detetar a infeção nos tecidos (**Kotton et al., 2013**).

Esta técnica simples é utilizada para detetar e quantificar a viremia do CMV (ou seja, o número de células sanguíneas circulantes infectadas com CMVH na fase replicativa). O sangue é colhido num tubo que contém um anticoagulante e, após a lise dos glóbulos vermelhos, os leucócitos são depositados numa lâmina. A presença do HCMV nos leucócitos é revelada por imunofluorescência utilizando anticorpos monoclonais dirigidos contra a proteína de revestimento pp65. As células positivas apresentam uma fluorescência nuclear caraterística (**Leruez-Ville, 2001**).

3.4.1.3 Amplificação de genes (reação em cadeia da polimerase ou PCR)

As técnicas de biologia molecular são praticamente as únicas utilizadas para o diagnóstico das infecções por CMVH e para o acompanhamento dos doentes. Em comparação com as técnicas de cultura de células ou de antigenemia pp65, têm a vantagem de poderem ser efectuadas posteriormente em amostras armazenadas congeladas e de serem rápidas, sensíveis e automatizadas.

Estas técnicas podem ser realizadas numa vasta gama de amostras (plasma, leucócitos, urina, LCR, biópsias, líquido amniótico) (**Leruez-Ville, 2001**).

3.4.1.3.1 *Técnicas de PCR qualitativas 3.*

3.4.1.3.1.1 Deteção do ADN viral por PCR

Estas técnicas são extremamente sensíveis. Estão atualmente disponíveis vários kits comerciais.

A vantagem destas técnicas é a sua sensibilidade muito boa. Este tipo de teste é uma ferramenta preciosa em todos os casos em que é necessário detetar a presença do VHC sem o risco de um falso negativo. Estas técnicas detectam o ADN do CMVH, quer provenha de vírus em fase de replicação ou de vírus em fase de latência.

3.4.1.3.1.2 Deteção do ARN viral por PCR

Estas técnicas baseiam-se na amplificação do ARN mensageiro viral e só detectam os vírus na fase de replicação ativa.

3.4.1.3.2 *Técnicas de PCR quantitativa*

A PCR quantitativa pode ser utilizada para monitorizar a resposta ao tratamento e detetar resistência clínica ou viral.

Estas técnicas baseiam-se na tecnologia de PCR em tempo real TaqMan. O resultado é expresso em cópias/mL de sangue ou unidades/mL de sangue e é convertido para log de base 10 para facilitar a comparação entre duas amostras. Um aumento significativo da carga viral (>0,5 log) ou um valor inicialmente elevado é indicativo de infeção por CMVH ou de reativação viral.

3.4.2 Diagnóstico indireto "Serologia

A serologia é utilizada para determinar se o doente esteve ou não previamente em contacto com o CMV (marcador de encontro). Na prática, a serologia deve ser efectuada antes do transplante, tanto no dador (D) como no recetor (R), para estabelecer o estado D/R e orientar as medidas preventivas. Após o transplante, a serologia é de pouca utilidade clínica (**Humar et al., 2005; Kotton et al., 2013**).

O IgM anti-HMV pode ser detectado através de testes ELISA de imunocaptura; o IgM anti-HMV está presente apenas em cerca de 70% das infecções primárias em indivíduos imunocompetentes. A IgM anti-CMVH pode persistir até 16 a 20 semanas após uma infeção primária; no entanto, deve ter-se em conta que não é específica da infeção primária, uma vez que também pode ser detectada durante a reativação viral do CMVH.

Os testes para deteção de IgG anti-HMV são atualmente realizados com kits ELISA comerciais que utilizam proteínas recombinantes ou péptidos sintéticos (**Leruez-Ville, 2001**).

3.5. Tratamento

3.5.1 Moléculas antivirais

A gravidade da infeção por CMV em doentes imunocomprometidos levou os investigadores a desenvolver moléculas antivirais, incluindo o Ganciclovir, o Valganciclovir e o Foscarnet, que são as mais frequentemente utilizadas em doentes transplantados renais. A utilização destas moléculas impede a replicação do vírus, em vez de o erradicar no seu estado latente. Além disso, pode ser necessário um tratamento prolongado, por vezes com uma dose reduzida, enquanto a imunodepressão persistir (**Gael, 2006**).

3.5.1.1 Ganciclovir (GCV) e valganciclovir (Val-GCV)

O ganciclovir (9-(1, 3-dihidroxi 2-propoxi) metil guanina, conhecido pelo nome comercial Cymevan®) é um inibidor ativo dos herpesvírus e é o tratamento padrão de ouro para as infecções por CMV (**Matthews & Boehme, 1988; Kotton et al., 2013**). Uma vez que o GCV só é ativo na sua forma trifosforilada, é primeiro fosforilado por uma serina/treonina quinase derivada do vírus, a fosfoproteína pUL97 (**Littler et al., 1992**). O monofosfato de GCV (GCV-P) é então absorvido por duas quinases celulares, a guanilato quinase e a fosfoglicerato quinase, para se tornar ativo na forma trifosfatada GCV-PPP.

Este último será então reconhecido pela polimerase viral pUL54 como uma base azotada e será integrado no ADN viral (**Brestrich et al., 2009**). Actua preferencialmente no sítio catalítico da polimerase viral pUL54, competindo com os substratos nucleósidos naturais desta enzima e inibindo assim o alongamento da molécula de ADN em síntese, bloqueando o sítio catalítico (**Matthews & Boehme, 1988**). A replicação do vírus é então inibida.

In vitro, a concentração de ganciclovir na qual a replicação viral é inibida em 50% (Cl50) é de 0,7 µg/mL (**Perrottet et al., 2009**). Mais de 90% do ganciclovir é encontrado na forma não metabolizada na urina (**Roche, 2014**).

O ganciclovir pode ser administrado por via intravenosa e oral. A sua baixa biodisponibilidade oral, inferior a 10%, foi compensada pelo desenvolvimento do seu pró-fármaco, o valganciclovir (val-GCV), que tem uma biodisponibilidade oral de cerca de 60% (**Wang et al., 2004**).

O valganciclovir é um éster L-valil do ganciclovir (**Kotton et al., 2013**). É reconhecido como substrato pelo transportador intestinal PEPT-1 e depois hidrolisado em ésteres de aminoácidos por hidrolases de valaciclovirase (**Layl et al., 2008**). A molécula é metabolizada em ganciclovir na parede intestinal e no fígado.

Estão associados numerosos efeitos adversos à administração de GCV ou do seu pró-fármaco val-GCV. Entre os mais frequentemente notificados encontra-se a toxicidade hematológica, que é reversível com a interrupção do tratamento e se manifesta como leuconeutropenia grave (afectando 40% dos doentes após 3 meses de tratamento intravenoso) e trombocitopenia (15% dos doentes após 3 meses) (**Hantz et al., 2009**).

3.5.1.2 Foscarnet ou fosfonoformato (PFA)

Em caso de resistência comprovada ao ganciclovir, ou em doentes que não podem ser tratados com GCV devido a neutropenia (uma redução dos polimorfonucleares no sangue) ou leucopenia (uma redução do total de leucócitos no sangue), o foscarnet é o tratamento recomendado para a infeção por CMVH em doentes imunocomprometidos (**Kotton et al., 2010; Humar & Snydman, 2009**).

Este tratamento é um análogo do pirofosfato inorgânico. Trata-se de um inibidor competitivo seletivo e reversível da ADN polimerase de vários herpesvírus. Liga-se ao sítio de ligação dos pirofosfatos da polimerase do ADN pUL54, induzindo a supressão da replicação viral (**Crumpacker, 1992; Wagstaff & Bryson, 1994**) e impedindo assim a clivagem dos trifosfatos de desoxirribonucleósidos em difosfatos de desoxirribonucleósidos e pirofosfatos inorgânicos (**Wagstaff & Bryson, 1994; Hitchcock et al., 1996; Reusser, 1996**). O nucleótido não pode então ser adicionado à cadeia de ADN viral em alongamento e a replicação viral é interrompida (**Hantz et al., 2009**). Ao contrário da GCV, o foscarnet não requer a intervenção da proteína quinase UL97, pelo que é ativo mesmo que esta quinase viral esteja mutada (**Jabs et al., 1998**).

Os principais efeitos adversos deste composto afectam a função renal (**Torres & Boucher, 2008**). Estas perturbações conduzem frequentemente a outros distúrbios, como a hipocalcémia, a anemia ou as crises convulsivas (**Gandhi et al., 2004**), podendo assim estar na origem de problemas neurológicos e cardíacos (**Biron, 2006**). Podem igualmente ocorrer outros efeitos indesejáveis, como náuseas e vómitos e úlceras genitais.

3.5.2 Estratégias terapêuticas

As estratégias de tratamento da doença por CMV variam consoante a gravidade das manifestações clínicas. O VGCV e o GCV são os dois agentes de primeira linha.

3.5.2.1 Tratamento preventivo

A profilaxia universal anti-CMV é uma abordagem geralmente reservada aos doentes de risco. A terapêutica antivírica é iniciada logo que possível após o transplante e continua durante vários meses para prevenir a doença pelo VHC. Esta terapia envolve geralmente o grupo D+/R- para prevenir a infeção primária, menos frequentemente o grupo D+/R+ para minimizar a reativação do vírus latente ou a reinfeção por outros genótipos e, ocasionalmente, o grupo D-/R+ para prevenir a reativação **(Pierre, 2012)**.

O principal problema de uma estratégia de prevenção contínua é o aparecimento do VHC de início tardio. Este é definido como o aparecimento da doença por VHC após a descontinuação da profilaxia antiviral. Para estratégias preventivas de 3 meses, a doença por HCMV ocorre geralmente 3 a 6 meses após o transplante ou, por vezes, mais tarde. A doença por HCMV de início tardio pode não ser diagnosticada. Isto deve-se frequentemente ao facto de os doentes se afastarem do seu centro de transplante original. A doença por HCMV de início tardio contribui para o aumento da morbilidade e da mortalidade. A incidência da doença de início tardio por HCMV num programa de profilaxia padrão de 3 meses é de 17-37% em doentes D+/R- **(Paya et al, 2004)**.

3.5.2.2 Tratamento preventivo

O tratamento preventivo é realizado para tratar os indivíduos que desenvolvem uma infeção ativa assintomática detectada biologicamente por antigenemia pp65 ou PCR antes do desenvolvimento da doença por CMV. O tratamento é então efectuado através da administração oral de VGCV, na dose de 900 mg/12h, ou através da administração intravenosa de GCV, na dose de 5 mg/Kg/12h, ou de PFA, na dose de 90 mg/Kg/12h. Esta escolha terapêutica exige um controlo virológico rigoroso dos doentes transplantados **(Cotin, 2011)**.

A estratégia preventiva tem a vantagem de se dirigir a um determinado grupo de doentes e permite reduzir o custo dos produtos e a sua toxicidade **(Simon, 2014)**. Os limiares para iniciar a terapêutica preventiva devem ser validados pelo centro de transplantação antes do início do protocolo preventivo **(Humar et al., 1999)**.

3.5.2.3 Tratamento curativo

O tratamento curativo só é iniciado quando aparecem sinais clínicos de doença por CMV. Consiste na administração de tratamentos antivirais activos contra o CMV (**Fabien, 2015**).

Nos doentes com CMVH grave, o tratamento baseia-se no Ganciclovir intravenoso (**Anne-Laure, 2013**). Esta molécula dá bons resultados em doentes transplantados imunocomprometidos na sequência de tratamentos anti-rejeição (**Jacobson, 1994**). A dose recomendada por esta via é de 5 mg/kg/12h (**Crumpacker, 1996; Biron, 2006**) com uma duração de tratamento de duas a quatro semanas. Este tratamento pode ser interrompido após a recuperação clínica.

Nas infecções moderadas a graves, o tratamento oral com VGCV é o tratamento de eleição (**Anne-Laure, 2013**). As recomendações internacionais privilegiam o valganciclovir numa dose de 900 mg duas vezes por dia, adaptada à função renal do doente. Além disso, deve ser efectuada uma monitorização biológica semanal para detetar o mais rapidamente possível qualquer toxicidade do tratamento antiviral (**Kotton et al., 2013**).

Para qualquer transplante de órgão sólido, recomenda-se que o tratamento com GCV IV ou VGCV oral seja continuado até que os seguintes critérios sejam cumpridos: resolução clínica dos sintomas, viremia abaixo dos valores limiares e um mínimo de duas semanas de tratamento (**Simon, 2014**), uma vez que a recorrência da doença por CMV após o tratamento é possível, particularmente após a infeção primária. Outro aspeto importante do tratamento curativo é a redução da imunossupressão (**Gargah et al., 2010**).

Os testes de diagnóstico são uma excelente ferramenta para determinar a duração da terapêutica antiviral para cada doente. O risco de recorrência é menor nos doentes cuja carga viral do CMV é indetetável no final da terapêutica do que naqueles cuja carga viral ainda é detetável (**Asberg et al., 2009**).

3.5.3 Monitorização da patologia

A infeção ou doença por CMV requer um acompanhamento muito regular:

3.5.3.1 Controlo virológico

A carga viral representa o número de cópias do vírus por mililitro de sangue e é utilizada para diagnosticar a infeção por CMV, avaliar a eficácia do tratamento antiviral ou identificar a resistência ao tratamento.

O objetivo durante o tratamento é tornar a carga viral indetetável, um sinal de inibição da replicação viral. Esta carga pode ser medida através da antigenemia pp65, da amplificação genética ou da reação em cadeia da polimerase (PCR).

O controlo deve ser efectuado com o mesmo tipo de amostra, utilizando a mesma técnica e no mesmo laboratório.

No caso de tratamento preventivo, este acompanhamento deve ser semanal durante, pelo menos, 3 a 4 meses após o transplante. O limiar acima do qual o tratamento deve ser iniciado deve ser definido após uma discussão clínico-biológica baseada na técnica de PCR utilizada e nas caraterísticas do doente.

Durante o tratamento antiviral da doença, a carga viral é monitorizada semanalmente. A descontinuação do tratamento deve ser considerada após dois resultados negativos consecutivos com pelo menos uma semana de intervalo **(Has, 2015)**.

3.5.3.2 Controlo biológico

Os medicamentos utilizados podem causar toxicidades que têm de ser controladas através de uma monitorização biológica regular:

Com o ganciclovir e o valganciclovir, recomenda-se a realização de um hemograma todos os dias durante o tratamento inicial e, posteriormente, a cada 7 a 15 dias durante o tratamento de manutenção. A depuração da creatinina, que é utilizada para avaliar a taxa de filtração glomerular, também deve ser verificada regularmente, para que as doses possam ser ajustadas se a função renal se deteriorar.

Com o foscarnet, que comporta um risco de nefrotoxicidade e de perturbações electrolíticas, a creatininemia e a calcemia devem ser monitorizadas de 2 em 2 dias durante o tratamento inicial e depois uma vez por semana. As contagens sanguíneas devem ser efectuadas semanalmente durante o tratamento inicial e, posteriormente, duas vezes por mês. A calemia e a fosforemia também devem ser monitorizadas **(Vital et al., 2012)**.

3.5.3.3 Controlo imunológico

O seu objetivo é avaliar a resposta imunitária do doente através da medição dos linfócitos T CD4+ e dos linfócitos T CD8+ específicos do HCMV. Diferentes. Este seguimento é recomendado para avaliar o risco de infeção ou doença ativa por CMV. A maioria dos ensaios realizados baseia-se na deteção de INFγ após estimulação de sangue total ou de células mononucleares periféricas com antigénios ou péptidos específicos do CMV **(Kotton et al., 2013)**.

A presença de um número suficiente de células T que expressam citocinas como INFγ, TNFα ou IL2 está correlacionada com um bom controlo do CMV a curto e longo prazo. Em contrapartida, a falta de células T está associada a um risco acrescido de replicação viral **(Kumar et al., 2009; Lisboa et al., 2012; Widmann et al., 2008).**

Conclusão

O transplante renal é o tratamento de eleição para a insuficiência renal crónica. No entanto, está repleto de complicações, particularmente infecciosas, bacterianas e virais, com a infeção por citomegalovírus no topo da lista. O citomegalovírus é uma infeção viral grave, por vezes fatal, com um curso imprevisível.

A gestão da infeção por CMV na transplantação evoluiu consideravelmente nos últimos anos, apesar da sua elevada prevalência, graças a uma série de factores que ajudaram a reduzir a incidência da doença: o desenvolvimento de antivíricos de nova geração, a identificação de factores de risco, a determinação do estado serológico do casal dador/recetor antes da transplantação e o tipo de órgão transplantado, que levaram a uma melhor gestão dos doentes transplantados. A normalização dos testes laboratoriais, como a PCR, é essencial para a introdução de um tratamento e acompanhamento precoces.

Neste estudo, verificámos que existia uma estreita relação entre a rejeição de órgãos e a infeção por CMV, especialmente quando o tratamento imunossupressor era intensificado.

A prevenção continua a ser essencial, assim como o cumprimento dos tempos operatórios, a monitorização da toxicidade dos imunossupressores e a profilaxia anti-infecciosa, com o único objetivo de preservar o enxerto e melhorar a qualidade de vida do recetor do enxerto.

A perspetiva é de um estudo retrospetivo multicêntrico com o objetivo de melhorar o nosso conhecimento sobre a frequência da infeção por CMV no contexto do transplante renal na Argélia e minimizar as complicações infecciosas, particularmente as infecções oportunistas, através do desenvolvimento de novas moléculas imunossupressoras eficazes com menos efeitos secundários possíveis.

Referências

-Abramovicz, D., Wissing, K., &Broeders, N. (2000). Estratégias de imunossupressão no transplante renal no início do terceiro milénio. *J Pharm Clin,* 32(4), 201-18.

- Agut, H. (2011). Os herpesvírus e as herpesviroses humanas. *Bull.Acad.Vét.France*, pp, 287- 291.http://www.academie-veterinaire-defrance.org/

- Alain, S. & Mazeron, M. (2001). Infecções por citomegalovírus. EMC 8-052-C-10. Inkinen, K., Soots, A., Krogerus, L., Loginov, R., Bruggeman, C., & Lautenschlager, I. (2005). O citomegalovírus aumenta a expressão de factores de crescimento durante o desenvolvimento de nefropatia crónica de aloenxerto em ratos. *TransplInt*, 18(6), 743-9.

- Alain, S., & Mazeron, M. (2003). Traité de virologie médicale. https://www.sfm-microbiologie.org/boutique/traite-virologie-medicale/

- Alonso, A., & Oliver, J. (2004). Causas de morte e factores de risco de mortalidade. Nephrol Dial Transplant ,19(3), 8-10.

- Anglicheau, D., Zuber, J., & Martinez, F. (2007) Renal transplantation: procedures and complications. *EMC Néphrologie*, pp.18-065-E-10

https://www.em- consulte.com/article/60959/transplante-renal-realizacao-e-conclusao

- Anne, S. & Victoria, M. (2019). Complicações infecciosas após transplante renal. *Nephrology & Therapeutics*, 15(1), 37-42.

- Anne-Laure, F. (2013). *Incidência e factores de risco para a resistência ao CMV numa coorte de doentes transplantados renais* [tese de doutoramento, Universidade de Limoges]. Aurore.unilim.fr.

 file:///C:/Users/USER/Downloads/M20133130.pdf

- Asberg, A., Humar, A., Jardine, A., Rollage, H., Pescovitz, M., Mouas, H., Bignamini, A., Toz, H., Dittmer, I., Montejo, M. & Hartmann, A. (2009). Long-termoutcomes of CMV diseasetreatmentwithvalganciclovir versus IV ganciclovir in solidorgan transplant recipients, *Am J Transplant,* 9(5), 1205-13.

- Asberg, A., Humar, A., Rollag, H., Jardine, A., Mouas, H., Pescovitz, M. et al (2007). Oral Valganciclovir Is Noninferior to Intravenous Ganciclovir for the Treatment of Cytomegalovirus Disease in Solid Organ Transplant Recipients. *Revista Americana de Transplante,* 7(9), 2106-2013.

- Audard, V., Baron, C., & Lang, P. (2005). Glomerulopatias e transplante renal: de novo e recorrência. *EMC - Nefrologia,* 2(3), 125-137.

- Balssa, L., Bittard, H., & Kleinclauss, F. (2011). Imunossupressão no transplante renal. *Progrès en urologie*, 21, 250-3.

https://www.urofrance.org/base- bibliography/immunosuppression-in-transplantation-renale-0

- Barande, S. (2014). *Prevenção e tratamento do citomegalovírus após o transplante*. [Tese de doutoramento, Universidade de Limoges].aurore.unilim.f

file:///C:/Users/pc/Downloads/P20143340.pdf

- Benjelloun, H., Laboudi, A., Marzouk, M., Messnaoui, A., Rhou, H., & Balafrej, L. (2005). Tratamento conservador da rutura do enxerto renal. *Progrès en Urologie*, 15, 329-332.https://www.urofrance.org/base-bibliographique/traitement-conservateur-dune-rupture-dugreffon-renal

- Bernard, L. (2013). Fisiologia do rim e bases fisiopatológicas das doenças renais. Revue francophone des laboratoires. *Science direct,* (451), pp. 25-37.

https://www.sciencedirect.com/science/article/abs/pii/S1773035X13719932

- Biron, K. (2006). Medicamentos antivirais para doenças por citomegalovírus. *Antiviral research*, 71(2-3), 154-163.

- Boehme, K., Guerrero, M., & Compton, T. (2006). As glicoproteínas B e H do envelope do citomegalovírus humano são necessárias para a ativação de TLR2 em células permissivas. *J ImmunolBaltimMd1950,* 177(10), 7094102-.

- Boppana, S., Rivera, L., Fowler, K., Mach, M., & Britt, W. (2001). Intrauterine Transmission of Cytomegalovirus to Infants of Women with Preconceptional Immunity (Transmissão intra-uterina de citomegalovírus para bebés de mulheres com imunidade pré-concecional). *N Engl J Med,* 344(18), 1366-71.

- -Bordage, M. (2015). *Devenir des patients de plus de 75 ans ayant une insuffisance rénale au stade 4* [Tese de doutoramento, Universidade de Bejaïa].

www.univ bejaia.dz.http://www.univbejaia.dz/jspui/bitstream

- Bouabid, F., & Benamarr, L., et al. (2008). Profil épidémiologique donneurs vivants et transplantation rénale: communication libre; 10e réunion commune de la société Francophone de dialyse (SFD) Marrakech Palais des congrès Maroc, 26-29.

- Bresnahan, W. & Shenk, T. (2000). A proteína do virião UL82 ativa a ex-pressão de genes virais imediatos em células infectadas com citomegalovírus humano. *Proc. Natl. Acad. Sci. EUA,* 97(26), 14506-14511.

- Bresnahan, W. & Shenk, T. (2000). Um subconjunto de transcritos virais empacotados em partículas de citomegalovírus humano. *Science*, 288(5475), 2373-6.

- Brestrich, G., Zwinger, S., Fischer, A., Schmuck, M., Rohmhild, A., Hammer, M., Kurtz, A., Uharek, L., Knosalla, C., Lehmkuhl, H.,Volk, H., & Reinke, P. (2009). Terapia adotiva com células T de paciente transplantado de pulmão com doença grave por CMV e resistência à terapia antiviral. *Am j transplant,* 9(7), 1679-1684.

- Britt, W. & Boppana, S. (2004). Proteínas do virião do citomegalovírus humano.Hum. *Immunol,*
65(5), 395-402.

- Britt, W. & Mach, M. (1996). Glicoproteínas do citomegalovírus humano. *-Intervirologia,* 39(5 6), 40112-.

- Brown, N., Slater, D., Alvi, S., Elder, M., Sullivan, M., Bennett, P. (1999). Expression of 5- lipoxygenase and 5-lipoxygenase-activating protein in human fetal membranes throughout pregnancy and at term. *Mol Hum Reprod,* 5(7), 668-74.

- - Butcher, S.,Aitken, J., Mitchel, J., Gowen, B., & Dargan, D. (1998). Estrutura do capsídeo do citomegalovírus humano B por criomicroscopia eletrónica e reconstrução de imagem. J StructBiol, 124(1), 70-6.

- Canaud, B., Ryckelynck, P., & Hourmant, Y. (2005). Nefrologia - a terapia de substituição para a doença renal crónica em fase terminal. *La presse médicale,* 34(16), 1197-9.

- Cannon, M. & Davis, K. (2005) Washing our hands of the congenital cytomegalovirus disease epidemic (Lavar as mãos da epidemia de citomegalovírus congénito). *BMC Public Health* 5, 70, 1471-2458. https://doi.org/10.1186/1471-2458-5-70

- Cannon, M., Schmid, D., & Hyde, T. (2010). Revisão da seroprevalência do citomegalovírus e das caraterísticas demográficas associadas à infeção. *Rev Med,* 20(4), 202 213.

- Cha, T., Tom, E., Kemble, G., Duke, G., Mocarski, E., & Spaete, R. (1996). Os isolados clínicos de citomegalovírus humano transportam pelo menos 19 genes não encontrados em estirpes de laboratório. *J. Virol,* 70(1), 78-83.

- - Chan, G., Nogalski, M., &Yurochko, A. (2009). A ativação do EGFR nos monócitos é necessária para a entrada do citomegalovírus humano e medeia a motilidade celular. *Proc NatlAcadSci U S A,* 106(52), 22369-22374.

- Cole, R. & Kuttner, A. (1926). A filtrable virus present in the submaxillary glands of guinea pigs. *J. Exp. Med,* 44, 855-873. https://www.nchi.nlm.nih.gov/pmc/articles/PMC2131220/

- Compton, T., Kurt-Jones, E., Boehme, K., Belko, J., Latz, E., Golenbock, D., et al. (2003). O citomegalovírus humano ativa as respostas inflamatórias das citocinas através do CD14 e do recetor 2 do tipo Toll. *J Virol*, 77(8), 458896-.

- - Compton, T., Nowlin, D. & Cooper, N. (1993). O início da infeção por citomegalovírus humano requer uma interação inicial com o sulfato de heparano da superfície celular. *Virologia.avr*, 193(2), 83441-.

- Cook, C., Yenchar, J., Kraner, T., Davies, E., & Ferguson, R. (1998). Occult herpes family viruses may increase mortality in critically ill surgical patients. *Am J Surg*, 176(4), 357-360.

- Cotin, S. (2011). *Citomegalovírus humano, mutações de resistência e novos antivirais.* [Tese de doutoramento, Universidade de Limoges]. Aurore.unilim.fr. file:///C:/Users/pc/Downloads/2017LIMO0046.pdf

- Crough, T. & Khanna, R. (2009). Immunobiology of Human Cytomegalovirus: from Bench to Bed side. *Clin MicrobiolRev*, 22(1), 76-98.

- Crumpacker, C. (1992). Mecanismo de ação do foscarnet contra as polimerases virais. *Am J Med*, 92(2A), 3S-7S.

- Crumpacker, C. (1996). Ganciclovir. *N Engl j Med*, 335 (10), 335-721.

- Cui, X., Freed, D., Wang, D., Qiu, P., Li, F., Fu, T., Kauvar, L., & McVoy, M. (2017). Impacto de anticorpos e polimorfismos de cepas na entrada e disseminação de citomegalovírus em fibroblastos e células epiteliais, *J Virol*, 91 (13), 1-17.

- Daroux, M., Gaxatte, C., Puisieux, F., Corman, B., & Boulanger, E. (2009). Envelhecimento renal: factores de risco e nefroprotecção. *Presse Med,* 38, 1667- 1679. https://coek.info/pdf-vieillissement-renal-facteurs-de-risque-et-nephroprotection-.html

- -Davison, A., Eberle, R., Ehlers, B., Hayward, G., Mcgeoch, D., Minson, A., Pellett, P., Roizman, B., Studdert, M.,&Thiry, E.(2009).The order Herpesvirales. *ArchVirol*, 154(1), 171-177.

- -Dennai, Y. (2012). *Gestão de emergência da doença renal crónica em fase terminal (A propos de 140 cas).* [Tese de Doutoramento em Farmácia, Universidade Sidi Mohammed ben Abdallah]. scolarite.fmp-usmba.ac.ma. http://scolarite.fmp-usmba.ac.ma/cdim/mediatheque/e_theses/9-12.pdf

- Descamps, V. (2014). *Infeção por citomegalovírus* [Tese de doutoramento, Universidade de Bordéus]. Tel.archives-ouvertes.fr. https://dumas.ccsd.cnrs.fr/dumas-02328328

-Doublie, S., Sawaya, M., & Ellenberger, T. (1999). Um caso aberto e fechado para todas as polimerases. *Structure*, 7(4), 31-35.

- -Dussol, B. (2011). Diferentes fases da insuficiência renal crónica: recomendações. Imunoanálise e biologia especializada. *Revues générales et analyses prospectives*, 26, 55- 59. https://sci-hub.tw/10.1016/j.immbio.2010.12.003

- Eddleston, M., Peacock, S., Juniper, M., & Warrell, D. (1997). Infeção Grave por Citomegalovírus em Pacientes Imunocompetentes. *Clinical Infectious Diseases*, 24(1), 52-56.

- Einsele, H.,Roosnek, E., Rufer, N., Sinzger, C., Riegler, S., Löffler, J., Grigoleit, U. et al. (2002). Infusion of cytomegalovirus (CMV) -specific T cells for the treatment of CMV infection not responding to antiviral chemotherapy. *Sangue*, 99(11), 3916-22.

- Esclatine, A., & Géniteau-Legendre, M. (2002). Citomegalovírus humano e células epiteliais intestinais. 6(4), 276-277.

- -Fabien, B. (2015). Imunoterapia adotiva após aloenxerto de células-tronco: interesse e produção de linfócitos T anti-cmv [tese de doutorado, Universidade de Mantes]. pdfs.semanticscholar.org. file:///C:/Users/pc/Downloads/breletPH15.pdf

- Fakhfkh H., H.S., Hachicha J, (2006). Transplante renal de um dador vivo aparentado. A propos de 95 cas. Serviço de Urologia de Sfax, Tunísia. Comunicação (PA43) 6e congrès de la Société francophone de transplantation, 6-9.

- Feire, A., Roy, R., Manley, K., & Compton, T. (2010). O domínio semelhante à desintegrina da glicoproteína B liga a integrina beta 1 para mediar a entrada do citomegalovírus. *J Virol,* 84(19), 10026-37.

- Fietze, E., Prösch, S., Reinke, P., Stein, J., Döcke, WD., Staffa, G. et al. (1994).Cytomegalovirus infection in transplant recipients.The role of tumor necrosis fator. *Transplantation,* 58(6), 675-680.

- Fishman, J., (2007). Infeção em receptores de transplantes de órgãos sólidos. *N Engl J Med*, 357(25), 2601-2614.

- Gael, C. (2006). *Cytomegalovirus humain et antiviraux: supports génétiques des résistances et cibles de nouveaux antiviraux* [Tese de doutoramento, Université de limoges]. Aurore.unilim.fr. C:/Users/USER/Downloads/2006LIMO0013%20(1).pdf

- Gamadia, L., Remmerswaal, E., Weel, J., Bemelman, F., van Lier, R. et al. (2003). Primary immune responses to human CMV: a critical role for IFN-gamma-producing CD4+ T cells in protection against CMV disease. *Sangue,* 101(7), 2686-2692.

- Gandhi, M. & Khanna, R. (2004). Citomegalovírus humano: aspectos clínicos, regulação imunitária e tratamentos emergentes. *Lancet Infect Dis*, 4(12), 725-38.

- Gargah, A., Labassi, M., & Lakhoua,R. (2010). Infecções por citomegalovírus após transplante renal: experiência de um centro de nefrologia pediátrica. *Revue Tunisienne d'Infectiologie*, 4, 23-26. https://www.infectiologie.org.tn/pdf_ppt_docs/revues/1-2010/infections_cytomega.pdf

- Gargah, T., Labassi, A., & Lakhoua, M. (2010). Infecções por citomegalovírus após transplante renal: a experiência de um centro pediátrico. *Tunisienne d'Infectiologie*, 4(3), 23 - 26.

- Gaston, R., & Cosio, F. (2004). Transplante no doente diabético com doença renal crónica avançada: relatório de um grupo de trabalho. *Am J Kidney Dis*, 44(3), 529-542.

- Gerna, G., Revello, M., Baldanti, F., Percivalle, E., & Lilleri, D. (2017). O complexo pentamérico do citomegalovírus humano: celtropismo, disseminação do vírus, resposta imune e desenvolvimento de vacinas. *J GenVirol*, 98, 2215 2234. https://pubmed.ncbi.nlm.nih.gov/28809151/

- Ghods, A. (2007). Transplante de órgãos no Irão. *Saudi J Kidney Transplant*. 185(4), 648-655.

- Gibson, W. (1996). Structure and assembly of the virion. *Intervirology*, 39(5-6), 389-400.

- Gicklhorn, D., Markus, E., Grit, M., Mats, O., & Klaus, R. (2003). Efeitos diferenciais dos anticorpos específicos do epítopo da glicoproteína B na fusão célula-célula induzida pelo citomegalovírus humano. *J GenVirol*, 84(7), 1859-62.

- Gore, J., pham, P., Danovitch, G. et al. 2006. Obesity and outcome following renal Transplantation (Obesidade e resultados após transplante renal). *Am J Transplant*, 6(2), 357-363.

- Gratacap-Cavallier, B., Morand, P., Benbassa, A., Micoud, M., Seigneurin, J., Dutertre, N., Bosson, J. et al (1998). Infeção por citomegalovírus em mulheres grávidas. Estudo sero-epidemiológico prospetivo de 1018 mulheres em Isère. *J. Gynecol. Obstet. Biol. Reprod*, 27(2), 161-6.

- Greijer, A., Dekkers, C.,& Middeldorp, G. (2000). Os viriões do citomegalovírus humano incorporam diferencialmente o RNA viral e da célula hospedeira durante o processo de montagem. *J Virol*, 74(19), 9078-82.

- Gretchen, L., Bentz, & Yurochko, A. (2008). A infeção por CMV humano de células endoteliais induz uma resposta angiogénica através da ligação viral ao recetor EGF e às integrinas $\beta1$ e $\beta3$, 105(14), 5531-5536.

- -Gueutin, V. (2012). Fisiologia renal. *Boletim do Cancro*, (99), pp. 237-249. https://doi.org/10.1684/bdc.2011.1482

- Guyton C. (1998). Um tratado de fisiologia. [E-book].

- Halloran, P. (2004). Medicamentos imunossupressores para transplante renal. *N Engl J Med*, 351(26), 2715-29.

- Hantz, S., Mazeron, M., Alain, S. & Leruez-ville, M. (2009). Tratamento de infecções por citomegalovírus hmain (CMV). Medicina terapêutica, 15, 221-222. https://hal-unilim.archives-ouvertes.fr/hal-00535739

- Hariharan, S., McBride, M., & Cohen, E. (2003). Evolution of endpoints for renal transplant outcome. *Am J Transplant*, 8, 933-41.https://onlinelibrary.wiley.com/doi/full/10.1034/j.1600-6143.2003.00176.x

- Harwardt, T., Lukas, S., Zenger, M., Reitberger, T., Danzer, D., Ubner, T., Munday, D., Nevels, M., & Paulus, C. (2016). A proteína Immediate-Early 1 do citomegalovírus humano reconecta a sinalização STAT3 a montante para STAT1 a jusante, mudando um tipo de IL6 para uma resposta semelhante a IFNγ. *PLos Pathog,* 12(7), e1005748.

- Tem. (2015). Avaliação da medição da carga viral do citomegalovírus por amplificação de genes em recetores de aloenxertos. www.has-sante.fr. http://www.hassante.fr/portail/upload/docs/application/pdf/201508/argumentaire_cmv_vd.pdf

- Henell K.R, Chou S., Norman DJ. (1989). Utilização de rins de dadores seropositivos para o citomegalovírus em doentes seronegativos: resultados de testes serológicos prospectivos e correspondência num centro. *Transplant Proc*, 21(1), 2082-3.

- Hirsch, H., Lautenschlager, I., Pinsky, B., et al. (2013). Uma análise de desempenho multicêntrico internacional de testes de carga de citomegalovírus. *Clin Infect Dis*, 56, 367-73. https://academic.oup.com/cid/article/56/3/367/429148

- -Hitchcock, M., Jaffe, H., Martin, J., & Stagg, R. (1996). Cidofovir, um novo agente com potente atividade anti-herpesvírus. *AntivirChemChemother*, 7, 115-27.

- -Hricik, D., O'Toole, M., Schulak, J., & Herson, J. (1993). Steroiden -Free Immunodepression in cyclosporine treated renal transplant recipients: a meta analysis. *J AM. Soc Nephrol*, 4(6), 1300-1305.

- Humar, A. & Snydman, D. (2009). Cytomegalovirus in solidorgan transplant recipients. *Am J Transplant*, 4(8), 78-86.

- Humar, A., & Michaels, M. (2006). American Society of Transplantation recommendations for screening, monitoring and reporting of infectious complications in immunosuppression trials in recipients of organ transplantation. *Am J Transplant,* 6(2), 262-274.

- Humar, A., Gregson, D., Caliendo, A., McGeer, A., Malkan, G., krajden, M., Corey, P., Greig, P., walmsley, S., Levy, G. & Mazzulli, T. (1999). Utilidade clínica da determinação quantitativa da carga viral do citomegalovírus para prever a doença do citomegalovírus em receptores de transplante de fígado. *Transplantation*, 68(9), 1305-11.

- Humar, A., Mazzulli, T., Moussa, G., Razonable, R., Paya, CV., Pescovitz, M., Covington, E., & Alecock, E. (2005). Utilidade clínica do teste serológico do citomegalovírus (CMV) em receptores de transplante de alto risco CMV D+/R-. *Am J Transplant*, 5(5), 1065-1070.

- Imbert, B. (2002). Epidemiologia das infecções por citomegalovírus (Edição Científica e Médica). [E-book]. Elsevier. Paris

- Irmiere, A. & Gibson, W. (1983). Isolamento e caraterização de uma partícula não infecciosa semelhante a um virião libertada de células infectadas com estirpes humanas de citomegalovírus. *Virology*, 130(1), 118-33.

- Jaboulay, M., et al (1896). Investigação experimental sobre suturas e enxertos arteriais. *Lyon Med*, 8, 81-97.

- Jabs, D., Enger, C., Forman, M., & Dunn, J. (1998). Incidência de resistência ao foscarnet e ao cidofovir em pacientes tratados para retinite por citomegalovírus. *Antimicrob Agents Chemother*, 42(9), 2240-2244.

- Jacobson, M., & Mark, A. (1997). Tratamento da retinose por citomegalovírus em pacientes com a síndrome da imunodeficiência adquirida. *N. Engl. J. Med*, 337(9), 105-114.

- Jesionek, A. & Kiolemenoglou, B. (1904). Ubereinenbefund von protozoer nartigen gebilden in den organeneinesheriditar -luetishenfotus. *Munch.Med.Wochenschr*, 51, 1905-1907.

- Johann, S. , Runhild, L., & Christophe, P. (2013). Le corps humain anatomie et physiologie 635 ilustrações. Lacour, B. (2013). Fisiologia do rim e bases fisiopatológicas das doenças renais. *Revue francophone des laboratoires*, 2013(451), 25-37.

- Julie, D. (2015). *Infeção congénita por citomegalovírus: avaliação da prevalência de deficiência vestibular* [Tese de doutoramento, Universidade de Toulouse III-Paul Sabatier]. thesesante.ups-tlse.fr. http://thesesante.ups-tlse.fr.http://thesesante.ups-tlse.fr/1055/1/2015TOU31552.pdf

- Kabore, R. (2017). *Previsão da perda do enxerto em pacientes jovens transplantados renais*. [Tese de doutoramento, Université De Bordeaux], thèsestel.archives-ouvertes.fr. https://tel.archives-ouvertes.fr/tel-01685558/document

- Kamar, N., Mengelle, C., & Rostaing, L. (2007). Alteração dos efeitos diretos e indirectos do citomegalovírus. *Exp Clin Transplant*, 5(2), 727-30.

- Kamar, N., Mengelle, C., Esposito, L., Guitard, J., Mehrenberger, M., Lavayssière, L. et al. (2008). Factores preditivos para a reativação do citomegalovírus em doentes com transplante renal seropositivos para o citomegalovírus. *J Med Virol,* 80(6):10121017.

- Kapranos, N., Petrakou, E., Anastasiadou, C., & Kotronias, D. (2003). Deteção do vírus herpes simplex, citomegalovírus e vírus Epstein-Barr no sémen de homens que frequentam uma clínica de infertilidade. *Fertility and sterility,* 79(3), 156-670.

- Kdigo (2009). Diretrizes de prática clínica para o tratamento de receptores de transplante renal. Am J Transplant,. 9: p. S1-S155. https://pubmed.ncbi.nlm.nih.gov/19845597/

- Klemola, E. & Kaarianinen, L. (1965). Cytomegalovirus como possível causa de uma doença semelhante à mononucleose infecciosa.*Br Med J*, 2(5470), 1099-1102.

- Knoll, G. (2013). Transplante de rim no adulto mais velho. *Am J Kidney Dis*, 61(5), 790-7.

- Kotton, C., Kumar, D., Caliendo, A., Asberg, A., Chou, S., Danziger-Isakov, L., & Humar, A. (2013). Diretrizes de consenso internacional atualizadas sobre o gerenciamento de citomegalovírus em transplante de órgãos sólidos. *Transplantation,* 96(4), 333-60.

- Kotton, C., kumar, D., Caliendo, A., Asberg, A., Chou, S., Snydman, D., Allen, U.& Humar, A. (2010). Diretrizes de consenso internacional sobre a gestão do citomegalovírus no transplante de órgãos sólidos. *Transplantation,* 89(7), 779-95.

- Kumar, D., Chernenko, S., Moussa, G., Cobos, I., Manuel, O., Preiksaitis, J., Venkataraman, S. & Humar, A. (2009). Imunidade mediada por células para prever a doença por citomegalovírus em receptores de transplante de órgãos sólidos de alto risco. *American Journal of Transplantation*, 9(5), 121- 422.

- Kurath, S. & Rech, B. (2010). Cytomegalovirus and transmission via breastmilk: how to support breastmilk to premature infants and prevent severe infection. *Infect Dis J*, 29(7), 680- 1.

- Lacombe, M. (2002). La transplantation rénale, une épopée centenaire Renal transplantation, a hundred year old adventure. *Annales de Chirurgie*, 127(7), 542-548.

- Lammers, C., Schweitzer, P., Facchinetti, P., Arrang, J., Madamba, S.,Siggins, G., et al. (1996). Arachidonate 5-lipoxygenase and its activating protein: prominent hippocampal expression and role in somatostatin signaling. *J Neurochem*, 66(1), 147-52.

- Lay, L., Xu, Z., Zhou, J., Lee, k. & Amidon, G. (2008). Base molecular da ativação de pró-fármacos pela valaciclovirase humana, uma a-aminoácido éster hidrolase. *J BiolChem*, 283(14), 9381-9327.

- Lebranchu, Y. (1997). Aspectos epidemiológicos e imunológicos; Princípios de tratamento e vigilância, complicações e pronósticos da transplantação de órgãos. *Revue du praticien, número especial, "prélèvement et greffe".*

-    Legendre, C., Loupy, A, Anglicheau A, et al (2010). Rejeição aguda humoral. [E-book]. Paris: Elsevier Masson.

-    Legendre, C., & coll. (2012). Transplante renal, (edição Lavoisier). [E-book].

-    Lehner, R., Meyer, H., & Mach, M. (1989). Identificação e caraterização de um gene de citomegalovírus humano que codifica uma proteína de membrana que é conservada entre os herpesvírus humanos. *J Virol*, 63(9), 3792-800.

-    Leruez-Ville, M. (2001). Diagnóstico virológico da infeção por citomegalovírus humano". Médecine thérapeutique [Tese de doutoramento, Universidade de Limoges]. aurore.unilim.fr. file:///C:/Users/DELL-10/AppData/Local/Temp/P20143340.pdf

-    Ligat, G. (2017). *Citomegalovírus humano, mutações de resistência e novos alvos terapêuticos.* [Tese de doutoramento, Universidade de Limoges]. Aurore.unilim.fr. file:///C:/Users/USER/Downloads/2017LIMO0046.pdf

-    Lisboa, LF., Kumar, D., Wilson, LE. &Humar, A. (2012).Utilidade clínica da imunidade mediada por células do citomegalovírus em recetores de transplante com viremia de citomegalovírus.*Transplantation*, 93(2), 195-200.

-    Littler, E., Stuart, A. & Chee, M. (1992). Human cytomegalovirus UL97 open rading frame en codes a protein that phosphorylates the antiviral nucleoside analogue ganciclovir. *Nature*, 358(6382), 160-162.

-    Liu, B. & Stinski, M. (1992). O citomegalovírus humano contém uma proteína de tegumento que aumenta a transcrição de promotores com elementos de ação cis a montante ATF e AP-1. *J Virol*, 66(7), 4434-44.

-    Lopez, C., Richard, L., Simmons, R., Mauer, M., John S.Najarian, J., & Robert, A., Good, R. (1974). Associação da rejeição de aloenxertos renais com infecções virais. *American Journal Of Medicine*, 56(9), 280-289.

-    Lowance, D., Neumayer, H., Legendre, C., Squifflet, J., Kovarik, J., Brennan, P., Norman, D.,& Lucie, M. (2013). *Modelos de estudo de novas moléculas anti-CMV na placenta.* [Tese de doutoramento, Université De Limoges]. aurore.unilim.fr. file:///C:/Users/pc/Downloads/2013LIMO310D.pdf

-    Lucie, M. (2013). Modelos de estudo de novas moléculas anti-CMV na placenta. [Tese de doutoramento, Universidade de Limoges]. *aurore.unilim.fr.* file:///C:/Users/DELL-10/AppData/Local/Temp/2013LIMO310D.pdf

-    Ludwig, A. & Hengel, H. (2009). Impacto epidemiológico e carga de doença da infeção congénita por citomegalovírus na Europa. *Eurosurveillance*, 14(9).

- Macagno, A., Bernasconi, N., Vanzetta, F., Dander, E., Sarasini, A., Revello, M., Gerna, G., Sallusto, F., & Lanzavecchia, A. (2010). Isolamento de Anticorpos Monoclonais Humanos que Neutralizam Potencialmente a Infeção por Citomegalovírus Humano ao Visar Diferentes Epítopos no Complexo gH/gL/UL128-131A. *J. Virol.* 84(2), 1005-1013.

- Mamzer-Bruneel, M. (2008). Infecções em doentes transplantados renais, com exceção das infecções virais. *Actualités néphrologiques Jean Hamburger*, pp 59- 73 .https://pascalfrancis.inist.fr/vibad/index.php?action=getRecordDetail&idt=20870480

- Man, N., Touam, M., & Jungers, P. (2010). L'Hémodialyse de suppléance; (Médecine Sciences). [E-book]. Flammarion.

- Martinez-Martin, N., Marcandalli, J., Huang, C., Arthur, C., Perotti, M., Foglierini, M., Ho, H., Dosey, A., Shriver, S., Payandeh, J., et al. (2018). Uma tela imparcial para o citomegalovírus humano identifica a neuropilina-2 como um recetor viral central. *Cell*, 174(5), 1158- 1171.

- Matthews, T. & Boehme, R. (1988). Atividade antiviral e mecanismo de ação do ganciclovir. *Rev infect Dis*, 10, 490-494. https://pubmed.ncbi.nih.gov/2847285/

- Maude, R. (2016). *Fisiopatologia da infeção por citomegalovírus em progenitores neurais humanos* [tese de doutoramento, Université Paul Sabatier - Toulouse III]. tel.archives-ouvertes.fr .https://tel.archives-ouvertes.fr/tel-01635355/document

- Mendez, R., Keating, M., Coggon, G., Crips, A., & Lee, I. (1999). Valacyclovir para a prevenção da doença por citomegalovírus após o transplante renal. Grupo de Estudo Internacional de Profilaxia do Citomegalovírus com Valaciclovir para Transplante. *N Engl J Med*, 340(19), 1462- 1470.

- Metselaar, H., & W. Weinarn, W. (1989). Infeção por citomegalovírus e transplante renal. *J. Antimicrob. Chemother.* 23(10), 37-47.

- Meyer-König, U., Ebert, K., Schrage, B.,Pollak, S.,& Hufert, F. (1998). Infeção simultânea de pessoas saudáveis com múltiplas estirpes de citomegalovírus humano. *The Lancet*, 352(9136), 1280-1281.

- Mocarski, J. (2001). Cytomegaloviruses and Their Replication. Em Knipe D, Howley P (ed), Fields virology (Lippincott Williams and Wilkins). [E-book]. Philadelphia. https://www.researchgate.net/publication/239490323

- Mombazet, A. (2010). *Le pharmacien d'officine face au patient dialysé Réalisation d'un outil de formation destiné à l'équipe officinale* [Tese de doutoramento em farmácia, Université Henri Poincare-Nancé]. hal.univ-lorraine.fr. https://hal.univ-lorraine.fr/hal-01738871/document

- Moulin, B. & Peraldi, M. (2014). Nefrologia. (Universitaire des enseignants de néphrologie) (França). [E-book]. Paris: Ellipses.

-Moulin, B., & Peraldi, M. (2016). Nefrologia. [E-book]. França: ECN

- Sayegh, M., & Carpenter, C. (2004). Transplantation 50 years later: progress, challenges, and promises (Transplante 50 anos depois: progresso, desafios e promessas). *N Engl J Med*, 351(26), 2761-6.

- Mourad G., Garrigue V., Bismuth J., Szwarc I., Delmas S., Iborra F. (2005). Follow-up e complicações não imunológicas do transplante renal. *EMC (Elsevier SAS, Paris), Néphrologie*, 2(2), 61-82.

- Mourad, G., Garrigue, V., Delmas, S., Szwarc, I., Deleuze, S., Bismuth, J., Bismuth, M., & Secondy, M. (2005). Complicações infecciosas e neoplásicas após transplante renal. *EMC-Néphrologie*, 2(4), 158-181.

- Mourad, G., Rostaing, L., Legendre, C., Garrigue, V., Thervet, E., & Durand, D. (2004). Protocolos sequenciais utilizando basiliximab versus globulinas antitimócitos em doentes com transplante renal que recebem micofenolatemofetil e esteróides. *Transplantation*, 78(4), 584590.

- Muriel, F. (2010). *Citomegalovírus humano: variabilidade, recombinação e a proteína pUL40* [tese de doutoramento, Université Victor Segalen Bordeaux 2]. www.theses.fr. file:///C:/Users/pc/Downloads/Faure_-_Muriel_-_these_et_annexes%20(2).pdf

- Pang, X., Fox, J., Fenton, J., et al. (2009). Comparação interlaboratorial de ensaios de cargas virais de citomegalovírus. *Am J Transplant*, 9, 258-68. https://onlinelibrary.wiley.com/doi/full/10.1111/j.1600-6143.2008.02513.x

- Paoletti , E., Amidone , M., Massarino , F., & Cannella, G. (2009). Associação da hipertensão arterial com lesão de órgãos-alvo renais em receptores de transplante renal: o papel preditivo da monitorização ambulatória da pressão arterial. *Transplantation*, 87(12), 1864-1869.

- Pass, R. (2004). Cytomegalovirus. Fields BN, Knipe DM eds. *Virologia:* Raven Press, NewYork, 2, 2675-2705.

- Patel, R., & Paya, C., (1997). Infecções em receptores de transplantes de órgãos sólidos. *ClinMicrobiol Rev,* 10(1), 86-124.

- - Paulus, C., & Nevels, M. (2009). As principais proteínas precoces imediatas do citomegalovírus humano como antagonistas das respostas antivirais intrínsecas e inatas do hospedeiro. *Viruses,* 1(3), 760- 779.

- Paya, C., Humar, A., Dominguez, E., Washburn, K., Blumberg, E., Alexander, B., Freeman, R., Heaton, N., & Pescovitz, M. (2004). Grupo de Estudo de Transplante de Órgãos Sólidos de Valganciclovir. Efficacy and safety of valganciclovir vs. oral ganciclovir for prevention of cytomegalovirus disease in solid organ transplant recipients. *Am J Transplant*, 4(4), 611-620.

- Perrottet, N., Decosterd, A., Meylan, P., Pascual,M., Biollaz, j. & Buclin, T. (2009). Valganciclovir em receptores adultos de transplante de órgãos sólidos: caraterísticas farmacocinéticas e farmacodinâmicas e interpretação clínica das medições da concentração plasmática. *Clin pharmacokinet*, 48(6), 399-418.

- Petitclerc, T. (1998). Hemodiálise: princípios gerais e modalidades de tratamento. *Médecine thérapeutique*, 2(7), 557-66.

- Pierre, B. (2012). *Pharmaceutique du traitement des infections a cytomégalovirus (CMV) par ganciclovir: étude exploratoire en transplantation rénale* [Doctoral dissertation, University of Limoges]. Aurore.unilim.fr. C:/Users/USER/Downloads/P20143340%20(2).pdf

- Razonable, R., & Hayden, R. (2013). Utilidade clínica da carga viral no manejo da infeção por citomegalovírus após o transplante de órgãos sólidos. *Clin Microbiol Rev*, 26, 703-27. https://cmr.asm.org/content/26/4/703.short

- Reichenberger, F., Dickenmann, M., Binet, I., Soler, M., Bolliger, C., Steiger, J., et al. (2001). Diagnostic yield of bronchoalveolar lavage following renal transplantation. *Transpl Infect Dis*, 3(1), 2-7.

- Remuzzi, G., Grinyo, J., Ruggenenti, P., Beatini, M., et al. (1999). Early experience with dual kidney transplantation in adults using expanded donor criteria. J Am Soc Nephrol, 10(12) 259 -8.

- Reusser, P. (1996). Resistência do vírus do herpes aos medicamentos antivirais: uma visão dos mecanismos, importância clínica e opções terapêuticas. *J hosp infect*, 33(4), 235-48.

- Reynolds, D., Stagno, S., Hosty, T., Tiller, M., & Alford, C. (1973). Maternal cytomegalovirus excretion and perinatal infection. *The New England journal of medicine*, 289(1), 1-5.

- Roche. Cymevan RCP. 2014.

- Rodriguez, A., Park, H., Mao, C., & Beese, L. (2000). Estrutura cristalina de uma polimerase de DNA da família pol alfa da carcaça hipertermofílica Thermococcus sp. *9 graus N-7. J MolBiol*, 299(2), 447-462.

- Rowshani, A., Bemelman, F., Leeuwen, E., Lier, R., & Berge, I. (2005). Aspectos clínicos e imunológicos da infeção por citomegalovírus em receptores de transplante de órgãos sólidos.*Transplantation*, 79(4), 381-386.

- Rubin, M. (2011). Hipertensão após transplante renal. *Chronic Kidney Disease,* 18(1), 17-22.

- Ruellan-Euqene, G., Barjot, P., Campet, M., & vabret, A. et al. (1996). Evaluation of viralogica l procedures ta detect fetal human cytomegalovirus infection: avidity of IgG antibodies, virus detection in amniotic fluid and maternai serum. *J. Med. Viral,* 50(1), 9-15.

- Sagedal, S., Nordal, K., Hartmann A. Sund, S., Scott, H., Degré, M., Foss, A., Leivestad, T., Osnes, K., Fauchald, P., & Rollag, H. (2002). The impact of cytomegalovirus infection and disease on rejection episodes in renal allograft recipients. *Am J Transplant,* 2(9), 850-6.

- Sagedal, S., Nordal, K., Hartmann, A., Degré, M., Holter, E., Foss, A., et al. (2000). A prospective study of the natural course of cytomegalovirus infection and disease in renal allograft recipients,*Transplantation,* 70(8), 1166-1174.

- Salvadori, M., Rosati, A., Di Maria, L., Becherelli, P., Moscarelli, L., Bandini, S., Piperno, R., Larti, A., Gallo, M. & Bertoni, E. (2005). Imunossupressão no transplante renal: Doenças virais e nefropatia crónica do aloenxerto. *Transplant Proc,* 37(6), 2500-1.

- Sanchez, V., Clark, C., Yen, J., Dwarakanath, R., & Spector, D. (2002). O vírus recombinante do citomegalovírus humano viável com uma delecção interna do gene IE2 86 afecta as fases finais da replicação viral. *J Virol,* 76(6), 2973-89.

- Sathiyamoorthy, K., Chen, J., Longnecker, R., & Jardetzky, T. (2017). A complexidade na entrada do herpesvírus. *CurrOpinVirol,* 24, 97-104. https://pubmed.ncbi.nlm.nih.gov/28538165/

- Schulak, J., Hricik, D., Toole, M., & Herson, J. (1993). Imunossupressão sem esteróides em receptores de transplante renal tratados com ciclosporina: uma meta-análise. *Journal of the American society of nephrology,* 4(6), 1300-1305. https://jasn.asnjournals.org/content/4/6/1300.short

- Segondy, M. (2009). Enciclopédia do citomegalovírus humano. Biologie Médicale. Anglicheau, D., Martinez, F., Méjean, A, et al. (2007). Transplante renal: procedimentos e complicações. (EMC Néphrologie). [E-book]. Paris: Elsevier Masson.

- Sherwood (2006). Fisiologia humana. [E-book].

- Sijmons, S., Van Ranst, M., & Maes, P. (2014). Caraterística genômica e funcional do citomegalovírus humano revelada por sequenciamento de última geração. *Vírus,* 6 (3), 1049-1072.

- Simon, B. (2014). *Prevenção e tratamento do citomegalovírus após o transplante* [Tese de doutoramento, Universidade de Limoges].Aurore.unilim.fr. file:///C:/Users/USER/Downloads/P20143340%20(7).pdf

- Simpson, J., Chow, J., Baker, J., Avdalovic, N., Yuan, S., Au, D., Co, M.S., Vasquez, M., Britt,W., & Coelingh, K. (1993). Os anticorpos monoclonais neutralizantes que distinguem três locais antigénicos na glicoproteína H do citomegalovírus humano têm locais de ligação conformativamente distintos. *J Virol*, 67(1), 489-496.

- Sinclair, J.,& Sissons, P. (2006). Latência e reativação do citomegalovírus humano. *Journal of General Virology*, 87(7), 1763-79.

- Sinzger, C., Grefte, A., Bodo, P., Annette, S., .Hauw, T. & Gerhar, D. (1995). Fibroblastos, células epiteliais, células endoteliais e células musculares lisas são os principais alvos da infeção por citomegalovírus humano nos tecidos pulmonares e gastrointestinais, 76(4).

- Smith, M. (1956) Propagação em Culturas de Tecidos de um Vírus Citopatogénico da Doença do Vírus da Glândula Salivar Humana (SGV). *ExpBiol* Med, 92(2), 424-430.

- Söderberg-Nauclér, C., Fish, K., & Nelson, J. (1997). Reativação do citomegalovírus humano latente por estimulação alogénica de células sanguíneas de dadores saudáveis. *Cell*, 91(1), 119-126.

- Soroceanu, L., Akhavan, A., & Cobbs, C. (2008). A ativação do recetor alfa do fator de crescimento derivado das plaquetas é necessária para a infeção pelo citomegalovírus humano. *Nature*, 455(7211), 391- 5.

- Streblow, D., Varnum, S., Smith, R., & Nelson, A. (2006). A proteomics analysis of Human Cytomegalovirus particles (Análise proteómica de partículas de citomegalovírus humano). Cytomegalovirus, molecular biology and immunology Chapter. 5, 91-110. https://www.caister.com/hsp/abstracts/cmv/05.html

- Sumitran-Holgersson, S. (2001). Aloanticorpos específicos de HLA e resultado do enxerto renal. *Nephrology Dialysis Transplantation*, 16(5), 897-904.

- Tabeta, K., Georgel, P., Janssen, E., Du, X., Hoebe, K., & Crozat, K. (2004). Os receptores Toll-like 9 e 3 como componentes essenciais da defesa imunitária inata contra a infeção por citomegalovírus do rato. *Proc Natl AcadSci U S A*, 101(10), 3516 21.

- Tomtishen III, J. (2012). Proteínas do tegumento do citomegalovírus humano (pp65, pp71, pp150, pp28). *Virol J*, 9, 22-28 https://pubmed.ncbi.nlm.nih.gov/22251420/

- Torres-Madriz, G. & Boucher, H. (2008). Hospedeiros imunocomprometidos: perspectivas no tratamento e profilaxia da doença por citomegalovírus em receptores de transplante de órgãos sólidos. *Clin Infect Dis*, 47(5), 702-11.

- Tortora & Grabowski (2001). Princípios de anatomia e fisiologia. [E-book].

- Tortora. G., e Angostakos N P. (1988) Princípio de anatomia e fisiologia. [E-book].

- Tu, W., Chen, S., Sharp, M., Dekker, C., Manganello, M. Eileen, C., Tongson, Holden, T., Maecker, Tyson, H. et al. (2004). Deficiência persistente e selectiva da imunidade das células T CD4+ ao citomegalovírus em crianças imunocompetentes. *JImmunol*, 172(5), 3260- 7.

- Valiquette, L. & Quérin, S. (2000). Fisiologia das doenças do rim e do trato urinário. [Ebook].

- Vanarsdall, A., & Johnson, D. (2012). Entrada do citomegalovírus humano nas células. *CurrOpinVirol*, 2(1), 37-42.

- Vanarsdall, A., Howard, P., Wisner, T., & Johnson, D. (2016). O citomegalovírus humano gH / gL forma um complexo estável com a proteção de fusão B em virions. *PLoSPathog*, 12(4), e1005564.

- Venema, H., van den Berg, AP., van Zanten, C., van Son, W., van der Giessen, M., & TH, T. (1994). Natural killer cell responses in renal transplant patients with cytomegalovirus infection. *J Med Virol*, 42(2), 188-92.

- Vigneau, C., Fulgencio, J., Vincent, F., Tchala, K., & Rondeau, E. (2001). Existe-t-il un âge limite pour le don d'organes, Service de néphrologie Transplantation hôpital Tenon Paris. *Ann. Fr. Anaesth. Rea*, 20(8), 723-726.

- Vincent, B. & Pierre, Y. (2006). Insuficiência renal crónica: gestão. *Forum Med suisse, curriculum*, 6(36), 794-803.

- Vital, D., Le Jeunne C. Dorosz. (2012). Guide pratique des médicaments. Maloine. Kotton, C., Kumar, D., Caliendo, A., Asberg, A., Chou, S., Danziger-Isakov, L. & Humar, A. (2013). Grupo de Consenso CMV Sociedade Internacional de Transplante. Diretrizes de consenso internacional atualizadas sobre o manejo do citomegalovírus no transplante de órgãos sólidos. *Transplantation*, 96(4), 333-60.

- Vivier, E., Tomasello, E., Baratin, M., Walzer, T., & Ugolini, S. (2008). Funções das células assassinas naturais. *Nat Immunol*, 9(5), 50310-.

- Wagstaff, A., & Bryson. H. (1994). Foscarnet. A reappraisal of its antiviral activity, pharmacokinetic properties and therapeutic use in immunocompromised patients with viral infections. *Drugs*, 48(2), 199-226.

- Wang, X., Huang, D., Huong, S., & Huang, E. (2005). Integrin alphavbeta3 is a co-recetor for human cytomegalovirus. *Nat Med*, 11(5), 515-521.

- Wang, Z., La Rosa, C., Mekhoubad, S.,Lacey, F.,Villacres, M., Markel, S., Longmate, J., Ellenhorn, I., Siliciano, F., Buck, C.,Britt, W., & Diamond, D. (2004). Attenuatedpoxvirusesgenerateclinically relevant frequencies of CMV-specific T cells. *Blood*, 104(3), 847-856.

- Wéclawiak, H., Kamar, N., Mengelle, C., Guitard, J., Esposito, L., Lavayssière, L. et al. (2008). Cytomegalovirus prophylaxis with valganciclovir in cytomegalovirus-seropositive kidneytransplant patients. *J Med Virol*, 80(7), 1228-1232.

- Weclawiak, H., Mengelle, C., Ould Mohamed, A., Izopet, J., Rostaing, L., & Kamar, N. (2010). Efeito do citomegalovírus no transplante e lugar da profilaxia antiviral. *Nephrology & Therapeutics,* 6(6), 505-512.

- Weller, T. (1970). Cytomegalovirus: the difficult years. *J Infect Dis,* 122(6), 5329-5450.

- Widmann, T., Sester, U., Gärtner, B., Schubert, J., Pfreundschuh, M., Köhler, H., & Sester, M. (2008). Os níveis de células T CD4 específicas do CMV são dinâmicos e estão correlacionados com a viremia do CMV após o transplante alogénico de células estaminais. *PloS one,* 3(11), 36-34.

- Wiesner, R., Marin, E., Porayko, M., Steers, J., Krom, R., Paya, C. (1993). Avanços no diagnóstico, tratamento e prevenção de infecções por citomegalovírus após transplante de fígado Gastroenterol. *Clin.North.Am,* 22(15), 351-366.

- Williame, A. (2019). *O desafio da infeção congénita por citomegalovírus*. [Dissertação de doutoramento, Universidade de Genebra]. archive-ouverte.unige.ch. https://archive-ouverte.unige.ch/unige:128065

- Wright, L., Tuder, R., Wang, J., Cool, C., Lepley, R., Voelkel, N. (1998). 5 Imunoreactividade da lipoxigenase e da proteína activadora da 5-lipoxigenase (FLAP) nos pulmões de doentes com hipertensão pulmonar primária. *Am J RespirCrit Care Med*, 157(1), 219-29.

- Wu, Y., Prager, A., Boos, S., Resch, M., Brizic, I., Mach, M., Wildner, S., Scrivano, L., & Adler, B. (2017). O complexo de glicoproteína do citomegalovírus humano gH / gL / gO usa PDGFR-α como chave para entrada, *PLoSPathog,* 13 (4), e1006281.

- Yeung, J., Tong, K., & Chan H. (1998). Padrão clínico, factores de risco e resultados da infeção por CMV em receptores de transplante renal: experiência local. Transplant Proc, 30, 3144-5. https://d1wqtxts1xzle7.cloudfront.net/

- Yu, X., Trang, P., Shah,S., et al. (2005). Dissecando a função do gene do citomegalovírus humano e a maturação do capsídeo por direcionamento de ribozima e criomicroscopia eletrônica. *Proc. Natl. Acad. Sci. U. S. A*, 102(20), 7103-7108.

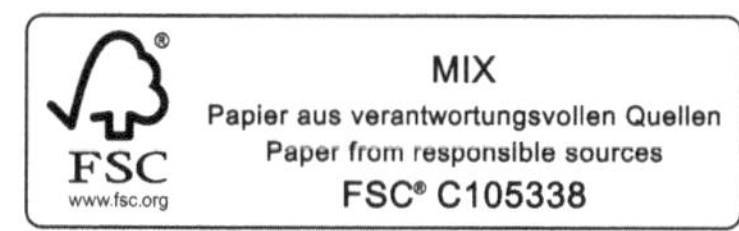

Printed by Books on Demand GmbH, Norderstedt / Germany